DE

L'ATROPHIE MUSCULAIRE

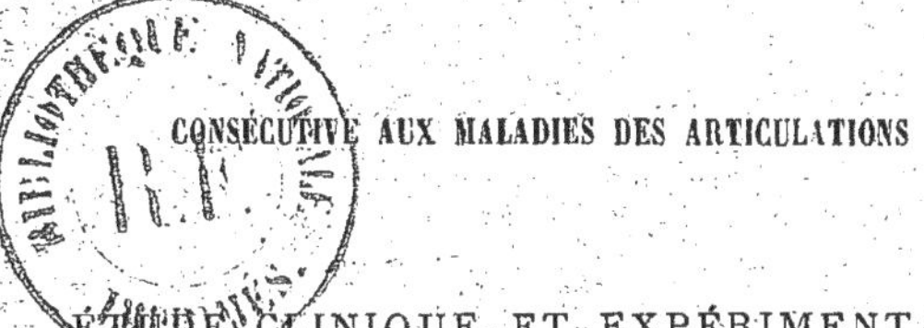

CONSÉCUTIVE AUX MALADIES DES ARTICULATIONS

ÉTUDE CLINIQUE ET EXPÉRIMENTALE

PAR

ÉMILE VALTAT,
Docteur en médecine de la Faculté de Paris,
Ancien interne des hôpitaux.

PARIS
LIBRAIRIE J.-B. BAILLIÈRE ET FILS
19, rue Hautefeuille, près du boulevard St-Germain

1877

DE

L'ATROPHIE MUSCULAIRE

CONSÉCUTIVE AUX MALADIES DES ARTICULATIONS

ÉTUDE CLINIQUE ET EXPÉRIMENTALE

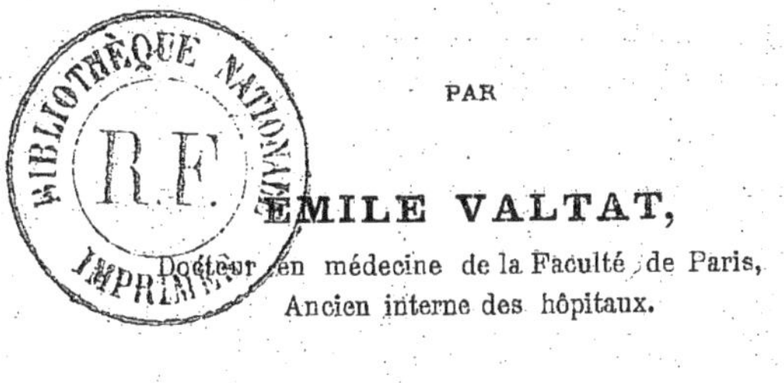

PAR

ÉMILE VALTAT,

Docteur en médecine de la Faculté de Paris,
Ancien interne des hôpitaux.

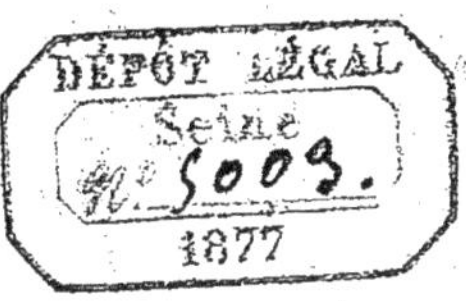

PARIS
LIBRAIRIE J.-B. BAILLIÈRE ET FILS
19, rue Hautefeuille, près du boulevard St-Germain

1877

INTRODUCTION.

Pendant notre internat à l'hôpital Beaujon, en 1874, notre excellent maître, M. le professeur Lefort, appela notre attention sur l'existence, dans un grand nombre de maladies articulaires, d'une paralysie plus ou moins accentuée de certains muscles destinés à mouvoir la jointure affectée ; paralysie survenant dès le début de l'arthrite et suivie bientôt d'une atrophie très-apparente des mêmes muscles.

Il nous fit remarquer que dans l'hydarthrose du genou, notamment, l'une des maladies qui se prêtent le mieux à l'étude de cette complication, la gêne de la marche et la persistance souvent si longue des symptômes fonctionnels, alors même que tout épanchement a depuis longtemps disparu, étaient dus uniquement à l'atrophie du triceps avec perte quelquefois absolue de sa contractilité volontaire.

Il nous montra aussi que, dans ces cas rebelles, il fallait, pour obtenir la guérison, c'est-à-dire le rétablissement des fonctions, diriger le traitement, non pas contre une affection articulaire le plus souvent guérie, mais bien contre la lésion proposons d'étudier au double point de vue de la clinique et de l'expérimentation.

Mais qu'il nous soit permis, tout d'abord, d'adresser nos remerciements à l'excellent maître qui, en nous inspirant l'idée de ce travail, a bien voulu nous choisir pour être, en quelque sorte, son interprète. Nous sommes heureux de lui en exprimer notre reconnaissance et nous le prions d'accepter l'hommage de cette thèse comme un faible témoignage de notre respectueux attachement.

Nous devons beaucoup aussi à l'extrême obligeance de M. le professeur Vulpian; c'est dans son laboratoire que nous avons entrepris les expériences qui complètent ce mémoire et c'est grâce à ses bons conseils et à ses bienveillants encouragements que nous avons pu donner quelque extension à cette partie de nos recherches. Qu'il reçoive ici l'expression bien sincère de notre vive gratitude.

Nous remercions enfin M. le Dr Bochefontaine, son habile préparateur, du concours empressé qu'il a bien voulu nous prêter.

DIVISION DU SUJET.

Ce travail comprendra deux parties :

Dans la première, nous étudierons la complication atrophique dans ses rapports avec les maladies des articulations chez l'homme. Nous envisagerons d'abord, séparément, l'atrophie et la paralysie, après quoi, reprenant l'affection dans son ensemble, nous décrirons avec soin, ses symptômes, sa marche et son diagnostic.

Dans la seconde partie, nous exposerons les résultats de nos recherches expérimentales ; les comparant, ensuite, aux données de l'observation clinique, nous aborderons l'étude anatomo-pathologique et physiologique des lésions musculaires.

Un dernier chapitre sera consacré au traitement.

DE

L'ATROPHIE MUSCULAIRE

CONSÉCUTIVE AUX MALADIES DES ARTICULATIONS

ÉTUDE CLINIQUE ET EXPÉRIMENTALE

PREMIÈRE PARTIE

CHAPITRE PREMIER.

HISTORIQUE.

La variété d'atrophie qui nous occupe n'a guère attiré, jusqu'ici, l'attention des observateurs et l'on ne trouve dans la science que des renseignements peu nombreux et fort incomplets sur cette intéressante complication des arthrites. Les traités classiques, même les plus récents, n'en font aucune mention, et la plupart des auteurs qui ont écrit sur les maladies articulaires semblent également l'avoir méconnue. Presque tous, en effet, se bornent à signaler l'amaigrissement des membres consécutif aux arthrites graves et de longue durée, telles que les tumeurs blanches et le rhumatisme chronique, et encore, n'en parlent-ils qu'incidemment, au chapitre des lésions anatomiques, et comme d'un phénomène sans importance qu'ils attribuent à l'immobilité prolongée ou à la compression produite par les appareils.

D'autre part, c'est en vain que nous avons consulté les principaux ouvrages publiés sur l'atrophie musculaire. A l'exception d'un mémoire de M. Aug. Ollivier sur lequel nous aurons bientôt à revenir, et d'une thèse récente sur l'atrophie rhumatismale, aucun d'eux n'indique les maladies articulaires parmi les causes de cette dystrophie.

C'est John Hunter (1), en 1876, qui, le premier, paraît avoir mentionné d'une façon explicite l'atrophie dans ses rapports avec les affections des jointures, et nous trouvons, dans ses leçons sur les principes de la chirurgie, un chapitre consacré spécialement à l'étude de cette complication. La description qu'il en donne est loin d'être complète, néanmoins il signale plusieurs de ses particularités intéressantes.

Au paragraphe intitulé : « De la perte d'action des muscles par lésion des articulations, des tendons ou des ligaments. » « Il est digne

(1) John Hunter. — Œuvres complètes, traduction de Richelot. Paris, 1839, t. I, p. 581.

de remarque, dit-il, que les lésions des tendons, des ligaments, des aponévroses, etc., surtout celles qui sont l'effet d'une entorse, troublent plus les fonctions des muscles que celles qui s'adressent directement aux muscles eux-mêmes, et que ces muscles, par leur sympathie avec ces parties qui ont si peu d'action, s'atrophient et perdent leur vigueur. Je pense que c'est un effet de la sympathie, c'est-à-dire que les muscles ont la conscience que les parties malades ne peuvent pas répondre aux actions musculaires, et c'est un des phénomènes du corps vivant qui ont le plus de ressemblance avec le discernement de la raison humaine. Si la maladie n'est que temporaire, comme l'inflammation commune, les muscles ne s'atrophient point parce qu'ils ont la conscience que les parties se rétabliront. »

Mais John Hunter ne parle pas de la persistance des lésions musculaires, et, partant, des troubles fonctionnels après la guérison de l'arthrite ; il semble même ne pas l'avoir observée, car il ajoute : « Si l'articulation se rétablit, l'énergie des muscles se rétablit en proportion..... le premier signe de la guérison d'une articulation, c'est l'augmentation de volume des muscles. »

Revenant ensuite sur le rôle de la sympathie dans la production de cette atrophie :

« Lorsque la hanche est malade, les muscles de la jambe et du genou s'atrophient, tandis que ceux du pied ne subissent aucune altération, ce qui devrait pourtant avoir lieu si l'atrophie était l'effet d'un défaut de nutrition produit par la lésion des nerfs. Que le coude soit affecté, les muscles du bras qui l'entourent dépérissent tandis que ceux de la main restent intacts. »

« Quand les muscles s'atrophient consécutivement à une maladie de l'articulation, les chirurgiens disent souvent que la cause en est dans le défaut du mouvement ; mais que l'on examine l'autre jambe, par exemple, et l'on verra que les muscles y ont conservé leur volume presque entier, bien qu'ils n'aient pas eu plus de mouvement que les muscles de la jambe malade. »

Enfin, et c'est là une notion très-importante, l'illustre chirurgien anglais signale la paralysie des muscles alors même qu'ils ne sont pas encore atrophiés. « L'esprit, dit-il, perd aussi son influence sur les muscles, car la volonté n'a aucun pouvoir sur eux, tant que les parties qu'ils meuvent sont impropres au mouvement, et cela, lors même que les muscles ne sont pas atrophiés. »

Bonnet (1) signale également l'atrophie parmi

(1) Bonnet. — Traité des maladies des articulations. Paris, 1845, t. I, p. 217.

les complications de l'entorse, mais il n'en parle que comme d'un accident éloigné et semble ne lui attacher que peu d'importance, car c'est à peine s'il lui consacre quelques lignes.

« Quelles que soient les variétés que présentent sous le rapport anatomique les inflammations chroniques des synoviales consécutives aux entorses, elles entraînent toujours un amaigrissement plus ou moins marqué des parties qui les entourent. En général, cet amaigrissement ne va que jusqu'à l'articulation la plus voisine ; ainsi c'est la jambe seule qui maigrit dans une maladie du pied. Mais quelquefois l'atrophie s'étend beaucoup loin, et un membre tout entier diminue de force et de volume, bien qu'une seule de ses articulations soit enflammée chroniquement. Dans ces cas les muscles sont moins colorés et perdent une portion de leurs fibres musculaires proprement dites. »

A la même époque, M. J. Roux (1), dans un mémoire sur l'hydarthrose scapulo-humérale, mentionne l'atrophie considérable du deltoïde qu'on observe après la ponction, et insiste sur les troubles fonctionnels qui en sont la conséquence. Mais il ne voit dans ce phénomène que le résultat éloigné d'une action purement méca-

(1) Annales de la chirurgie. Paris, 1845, t. XV.

nique et le compare à la distension des muscles abdominaux dans l'ascite.

Le muscle, dit-il, réagit d'abord et comprime le liquide épanché, mais à la longue, il finit par céder, et se laisse amincir au point qu'il ne peut plus se contracter et que les fonctions de l'épaule sont gravement compromises. Parlant du genou, il ajoute que l'atrophie s'y observe aussi, mais moins souvent, parce que l'article est surtout en rapport avec les expansions fibreuses et les tendons. Cependant le cul-de-sac sous-tricipital peut encore distendre et amincir les vastes interne et externe; mais, la distension n'agissant que sur une faible portion du muscle, l'effet en est moins prononcé.

Or, cette dernière assertion est peu conforme aux résultats de l'observation clinique. Ainsi que nous l'avons dit, en effet, c'est dans l'hydarthrose du genou qu'on a le plus souvent occasion d'observer la complication atrophique et c'est dans ce cas aussi que les troubles fonctionnels sont le plus accentués. Nous verrons, d'ailleurs, que l'atrophie survient également dans les arthrites sans épanchement, non-seulement au genou et à l'épaule, mais encore au voisinage de toutes les articulations de quelque importance.

En 1859, M. le professeur Gosselin (1) appelle l'attention des chirurgiens sur l'atrophie musculaire consécutive aux fractures des os longs, et la même année, un de ses élèves, M. Lejeune (2) publie sur ce sujet une thèse intéressante. Passant en revue les diverses opinions émises sur la cause de cette atrophie, il rejette l'immobilité et la compression par les appareils, généralement admises, et l'attribue à la déviation du travail nutritif qu'entraîne la formation du cal aux dépens des parties molles environnantes.

Mais ce n'est pas seulement à la suite des fractures qu'on observe cette perturbation dans la nutrition des membres ; elle se montre également dans les ostéites et dans la plupart des affections articulaires : « Il ne faut pas perdre de vue, en effet, que la plupart des lésions du squelette, celles surtout, qui sont de longue durée, entraînent une atrophie des muscles. J'en citerai comme exemple principal, les arthrites de toute nature à la suite desquelles on observe si souvent l'amoindrissement dont il est ici question. » C'est d'ailleurs le seul passage où

(1) Mémoire sur l'irréductibilité et les déformations consécutives dans les fractures des os longs (in Gazette hebdomadaire, n°s 9 et 11, t. VI. Paris, 1859).

(2) Thèse. Paris, 1859, n° 246.

l'auteur fasse allusion à l'affection qui nous occupe.

Quelques années plus tard, M. Béziel (1), dans une thèse faite sous l'inspiration de son maître, M. le professeur Gubler, étudie l'atrophie musculaire dans ses rapports avec le rhumatisme articulaire aigu. Les faits très-concluants qu'il rapporte, montrent que dès les premiers jours de l'affection, on voit survenir un amaigrissement considérable, une véritable fonte du système musculaire, en même temps que les urines, se chargeant d'albumine, versent au dehors les produits de cette dénutrition exagérée. « Tous les muscles sont atteints à la fois, dès le début de la maladie, et non successivement, et à l'exclusion les uns des autres, pour une même région. » Le plus souvent, du reste, cette atrophie ne présente pas de gravité et guérit spontanément après une durée variable de un à deux mois. Quant à sa nature, M. Béziel la rattache exclusivement au rhumatisme dont elle n'est qu'une manifestation propre au même titre que l'arthrite ou l'endocardite rhumatismales. Mais il y a dans l'étiologie de cette complication un élément important que l'auteur a négligé et qui, cependant, mérite d'être pris en sérieuse considération. Nous voulons parler de

(1) Thèse. Paris, 1864, nº 146.

l'influence toute locale qu'exercent la plupart des maladies articulaires sur la nutrition des muscles environnants. Or, les arthrites développées sous l'influence du rhumatisme n'échappent pas à la loi commune, et, à côté de la macilence générale du système musculaire qu'entraîne la maladie rhumatismale, on observe une atrophie beaucoup plus marquée et plus durable des muscles placés au voisinage des jointures affectées. Nous rapportons plus loin trois observations que nous devons à l'obligeance de notre excellent ami et collègue, le Dr Rendu, elles établissent d'une façon péremptoire cette prédominance et cette persistance des lésions musculaires, dans les conditions que nous venons d'indiquer.

En 1869, M. Aug. Ollivier (1), dans sa thèse sur les atrophies musculaires, consacre quelques pages intéressantes à l'affection qui nous occupe. Il envisage l'atrophie, non plus, dans ses rapports avec telle ou telle forme spéciale de l'arthrite, mais bien, comme un phénomène général commun à la plupart des maladies articulaires.

« Le système musculaire, dit-il, éprouve le contre-coup de presque toutes les affections qui peuvent atteindre les jointures. Une maladie

(1) Des atrophies musculaires. Thèse agrég. Paris, 1869

articulaire se déclare, et l'on voit survenir consécutivement une atrophie considérable de certains muscles. Ces faits ne sont guère étudiés dans les traités classiques de chirurgie; cependant, il ne s'agit pas d'un accident rarement observé; M. Verneuil nous a dit l'avoir observé bien des fois... Voyons d'abord quels sont les muscles atteints : à l'épaule, c'est le deltoïde; à la hanche, le grand fessier; au genou, le triceps crural; en d'autres termes, ce sont les extenseurs de toutes ces articulations. »

Parlant de l'atrophie du deltoïde, qu'on observe si souvent après les luxations de l'épaule, il la rattache avec raison à l'arthrite qui suit le traumatisme : « Les luxations de l'épaule, même après leur réduction, déterminent souvent de l'arthrite; aussi n'est-il pas rare de voir des blessés présenter, à la suite de cet accident, une douleur dans l'articulation et une atrophie considérable du deltoïde. Le muscle se trouve quelquefois tellement affaibli qu'il semble réduit à une lame extrêmement mince sous laquelle on rencontre immédiatement la tête humérale. Les mouvements sont gênés, l'élévation du bras est presque impossible, alors même que la douleur a cessé, et l'on ne peut invoquer que l'atrophie pour expliquer ce phénomène. »

Il rapporte ensuite une observation que lui a communiquée M. Duchenne (de Boulogne) et qu'on peut, dit-il, regarder comme un type des lésions de cette espèce : il s'agit d'un individu de 23 ans, qui, à la suite d'une entorse du genou, vit survenir un gonflement énorme de l'article. On appliqua des sangsues, des vésicatoires, etc. Il fallut trois mois pour que le genou reprît son volume normal. « Un mois après l'accident, les muscles de la cuisse avaient commencé à maigrir et l'extension de la jambe était devenue impossible, quoiqu'il ne restât plus la moindre douleur dans le genou, au repos ni même pendant le mouvement. » Cinq mois après l'accident, la cuisse affectée mesurait 7 centimètres de moins que l'autre, et l'atrophie paraissait porter principalement sur le vaste interne. M. Duchenne (de Boulogne) fit le diagnostic : « Atrophie réflexe liée à l'affection articulaire. Ce malade fut électrisé deux fois par semaine. Deux mois plus tard, la cuisse avait gagné 3 centimètres en circonférence, le vaste interne restait un peu atrophié, la claudication avait beaucoup diminué, la station et la marche étaient devenues possibles pendant plusieurs heures. »

Il mentionne également le fait d'un malade de M. le professeur Verneuil, qui, deux mois après une attaque de rhumatisme polyarticulaire, présentait une hydarthrose considérable du genou gauche et une atrophie notable du triceps correspondant. Un fragment de muscle, retiré à l'aide du harpon et examiné par le regretté Muron, permit de constater les particularités suivantes : « Les fibres musculaires enlevées avaient, pour la plupart, leurs dimensions normales ; on n'y voyait aucune strie transversale ou longitudinale ; dans quelques-unes, on rencontrait un assez grand nombre de granulations pâles, peu réfringentes, de nature protéique. »

M. Aug. Ollivier fait suivre ces observations des réflexions suivantes :

« Nous voyons donc ici une atrophie considérable se produire en un temps relativement très-court. C'est une atrophie simple, ainsi que l'atteste l'examen microscopique... voilà le fait capital. Quant à l'explication qu'on peut donner de cette résorption rapide, nous devons avouer notre ignorance ; pourrait-on l'attribuer à une action reflexe ? mais il resterait toujours à préciser les conditions dans lesquelles cette complication peut survenir. »

Plus loin, enfin, il ajoute : « Mais ce n'est pas seulement dans l'arthrite ou l'hydarthrose localisée que ces phénomènes atrophiques s'observent ; on les constate aussi dans le rhumatisme articulaire chronique primitif. »

Trois ans plus tard, M. le professeur Le Fort appelle l'attention des chirurgiens sur un nouveau mode d'emploi de l'électricité galvanique ; et, dans un mémoire sur les courants continus faibles et permanents, lu à la Société de chirurgie le 20 mars 1872, il fait connaître les bons résultats qu'il a retirés de ce moyen thérapeutique.

Entre autres faits intéressants, il cite le cas d'un jeune garçon de 18 ans, qui, douze jours après une légère entorse du poignet, présentait une paralysie avec atrophie des muscles de la région postérieure de l'avant-bras. La faradisation pratiquée tous les matins, pendant quinze jours environ, ne produisit qu'une amélioration à peine sensible. On eut recours alors aux courants continus faibles et permanents, qui, en trois semaines, amenèrent une guérison à peu près complète. Le malade, en effet, sortit sur sa demande, ne présentant plus qu'une très-légère diminution de volume dans le membre affecté, et jouissant de la presque intégrité de ses mouvements. Nous nous bornons, pour le moment, à cette courte citation ; nous aurons bientôt à revenir sur cet important mémoire qu'il nous faudra reproduire en grande partie dans le chapitre de notre thèse consacré à la thérapeutique.

Les bulletins de la Société anatomique de la même année nous donnent le compte rendu, malheureusement trop sommaire, de la discussion qui suivit une communication de M. le professeur Verneuil (1). Nous en extrayons les quelques lignes suivantes qui, seules, ont trait à la question qui nous occupe :

« M. Pozzi. — M. Verneuil vient de nous faire remarquer la dégénérescence graisseuse toute particulière du musle triceps, et il se demande à quoi ce muscle doit d'être plus gravement atteint que les autres ; ne serait-ce pas parce que c'est lui qui fonctionne le plus à l'état normal ? On sait qu'il est en action, non-seulement pendant la marche, mais aussi et surtout pendant la station, pour maintenir la rectitude du membre. Depuis l'amputation, il est condamné à l'inertie, car l'articulation du genou n'existe plus physiologiquement. Les autres muscles ont perdu leurs fonctions à un degré beaucoup moindre, car c'est une loi d'anatomie pathologique que la dégénérescence frappe les muscles proportionnellement à leur activité.

« M. Verneuil. — J'accepte cette hypothèse ; du reste, M. J. Roux (de Toulon) a fait remar-

(1) Il s'agissait du moignon d'un individu qui, à une époque ancienne, avait été amputé de la jambe au tiers supérieur. Il existait, entre autres lésions, une altération profonde des muscles de la cuisses qui, pour la plupart, avaient subi la transformation graisseuse ou fibreuse, ou graisseuse et fibreuse à la fois ; le moignon fléchi à angle très-aigu sur la cuisse, ne pouvait être redressé, les tissus fibreux, surtout au niveau du creux poplite, offraient un épaississement très-otable ; enfin les surfaces articulaires étaient atrophiées, et moitié correspondante du bassin présentait une réduction de volume facilement appréciable.

quer qu'une hydarthrose peut déterminer une atrophie musculaire, celle du muscle deltoïde, par exemple, dans l'hydarthrose scapulo-humérale...

« M. Pozzi. — L'atrophie du triceps se trouve dans beaucoup de cas d'hydartrose traumatique, sans doute, mais je l'ai vue aussi dans de simples entorses du genou, sans hydarthrose, ce qui semblerait démontrer qu'elle n'est pas due à la distension, mais bien à la cause de physiologie pathologique que j'indiquais. »

Nous nous sommes expliqué, déjà, sur l'opinion de M. J. Roux; quant à l'hypothèse invoquée par M. Pozzi, nous ne pourrions que répéter ce que nous avons dit plus haut de l'inertie fonctionnelle et de sa prétendue influence sur la production des lésions qui nous occupent; d'ailleurs, la suractivité du triceps, « non-seulement pendant la marche, mais aussi et surtout pendant la station, » est-elle un fait bien démontré?

Quelques mois plus tard, M. Collette (1), dans une thèse inspirée de son maître, M. le professeur Gubler, mentionne une *forme d'arthropathie* dans « le cours de laquelle, sous des influences morbides encore mal déterminées, les différents groupes musculaires disposés autour de la join-

(2) Thèse. Paris, 1872.

ture malade s'atrophient, en même temps que la couche de tissu cellulo-adipeux qui double la peau devient plus épaisse. »

Mais il ne donne de l'atrophie elle-même qu'une description très-incomplète, et semble attacher beaucoup plus d'importance à la lésion du tégument, qu'il considère comme caractéristique, en quelque sorte, de cette variété d'arthrite. Pour ce qui est de la première, en effet, il se borne à peu près à constater son existence : « La lésion des muscles a pour conséquence l'amoindrissement du membre... ; on constate, à la mensuration, une différence de plusieurs centimètres, quand les circonstances sont bien favorables, entre le membre sain et celui où se localise la maladie. Ce changement de volume est en rapport avec une altération nutritive, non pas uniforme, mais assez régulièrement distribuée. Nous avons eu cependant un malade atteint d'une mono-arthrite du genou gauche qui présentait une atrophie prépondérante du triceps crural, surtout dans ses faisceaux internes. »

Mais, à quelle époque apparaît cette atrophie? quelle est sa marche, quelle est son importance au point de vue des troubles fonctionnels? c'est ce que l'auteur ne dit pas. Sur les quatre malades dont il rapporte l'histoire, trois étaient atteints depuis longtemps déjà, et présentaient une ankylose du genou lorsque l'on constata l'amaigrissement des membres et l'épaississement du tissu adipeux sous-cutané. Chez l'autre, il est vrai, vingt-quatre jours après le début d'une arthrite violente du poignet, on put remarquer un amoindrissement notable de l'avant-bras, mais l'observation ne précise pas les muscles atrophiés; en outre, dans les trois premiers cas, l'atrophie existait non-seulement à la cuisse, mais encore à la jambe, ce qu'il faut attribuer, croyons-nous, à l'ancienneté des lésions.

Quant à la disposition toute spéciale que présente le pannicule sous-cutané, il l'attribue à une surcharge graisseuse, à une véritable polysarcie des aréoles connectives : « On ne saurait trop mettre en relief l'importance et la singularité de cette combinaison symptomatique, atrophie musculaire, polysarcie sous-cutanée..., le tissu cellulaire sous-cutané forme une couche plus épaisse; il semble plus dur, sa trame plus serrée, plus consistante. Lorsqu'on saisit la peau, elle glisse facilement sur les parties profondes, mais elle se couvre de rides moins nombreuses... La pression n'amène aucun changement et ne détermine pas cette excavation en godet qui caractérise l'œdème. »

Mais ce n'est pas seulement au voisinage de la jointure affectée qu'on observerait cette perturbation dans la nutrition : « L'altération peut rayonner en tous sens, s'étendre au delà du membre auquel appartient l'articulation malade, ou se circonscrire à l'un de ses segments. » Ainsi, dans un cas d'arthrite du genou gauche, il y avait atrophie des muscles du membre supérieur et du membre inférieur correspondants, en même temps qu'un épaississement du pannicule adipeux dans les mêmes points ; enfin, la mamelle de ce côté présentait une intumescence manifeste et le testicule était notablement amoindri.

Quoi qu'il en soit de cette modification du pannicule adipeux, sur laquelle nous aurons à revenir, y a-t-il entre ces lésions si dissemblables une relation bien évidente? c'est là ce que nous ne saurions apprécier, surtout en l'absence de renseignements précis sur les antécédents pathologiques du malade et sur l'état de son système nerveux ; d'ailleurs, M. Collette lui-même ne s'explique pas très-nettement à ce sujet, et le chapitre qu'il consacre à la physiologie pathologique est peu fait pour entraîner la conviction. Il admet « une influence générale dont l'arthropathie serait le premier résultat tangible, matériel... En vertu d'une disposition difficile à sagement interpréter, une cause éventuelle engendre l'arthrite qui doit au milieu où elle se développe sa gravité, sa physionomie. Elle accompagne des dystrophies qu'il était malaisé de soupçonner. Si la sphère d'activité morbide, *minoris resistentiæ*, est étroite, les modifications harmoniques qui se produisent resteront limitées aux environs de la jointure, ce qui semble être le cas ordinaire; d'autres fois, les muscles s'atrophieront au loin, le pannicule sous-cutané s'épaissira dans les mêmes régions, et même, les organes auxquels semblent réservées des attributions plus nobles pourront s'amoindrir. »

Quant au traitement, il se borne à cette seule remarque : « Si Pitcairn, en 1712, avait le droit de penser qu'il serait bientôt en état de résoudre ce problème (étant donné une maladie, indiquer le remède), l'art de guérir semble beaucoup moins simple de nos jours, parce que les indications thérapeutiques sont individuelles jusque dans les maladies dites spécifiques. »

L'année suivante, un élève de M. le professeur Lasègue, M. Sabourin (1), étudie l'atrophie musculaire d'origine rhumatismale. Après avoir passé en revue les diverses opinions émises par les auteurs sur les causes et la nature de cette lésion, il arrive à cette conclusion, que la seule condition de sa production est une arthrite spéciale ayant son siége dans les tissus fibreux pé-

(1) De l'atrophie musculaire rhumatismale. Thèse Paris, 1873, nº 273.

riarticulaires. Il admet cependant que le rhumatisme articulaire aigu peut, dans des cas exceptionnels, donner lieu à cette complication. C'est d'ailleurs presque toujours à l'épaule et du côté droit que siége l'affection ; mais on peut l'observer ailleurs, au genou, par exemple, ou au poignet. Dans le premier cas, l'atrophie porte non-seulement sur le deltoïde, mais encore sur les pectoraux, les sus et sous-épineux, grand et petit ronds. « Les muscles du bras sont moins atteints, mais il est rare qu'ils échappent complétement à l'atrophie, le biceps et le coraco-brachial surtout ». Lorsque la maladie siége au genou, « ce sont les muscles de la cuisse qui perdent leur volume, tandis que la jambe reste à peu près intacte. »

La marche de cette atrophie est progressive, « elle peut aller toujours en s'aggravant jusqu'au moment où les muscles n'existent pour ainsi dire plus et où il ne reste au malade que des mouvements complémentaires... Nous avons vu l'atrophie résister dans la plupart des cas à toute espèce de traitement... Nous n'avonc donc à citer aucun moyen dont l'efficacité soit incontestable.» L'auteur conseille cependant l'emploi de la faradisation et, au pis aller, celui des courants galvaniques « dont on placera le pôle positif sur les vertèbres ou sur le plexus brachial et le pôle négatif à la périphérie. »

Relativement à la pathogénie, enfin, il s'exprime ainsi : l'irritation, développée d'abord dans les tissus fibreux de l'articulation, « envahit ensuite les attaches tendineuses des muscles, puis l'enveloppe fibreuse des fibres musculaires, et se propage de là au névrilème des dernières ramifications nerveuses dont l'élément nerveux lui-même s'altère peut-être consécutivement. Dès lors, la nutrition du muscle étant entravée par ce travail que nous pourrions appeler rhumatismal, l'atrophie se produit. »

Quoi qu'il en soit de ce processus que nous aurons plus tard à discuter, faut-il voir dans l'affection décrite par M. Sabourin une complication de nature spéciale et propre, seulement, à la variété d'arthrite qu'il étudie ? Nous ne le pensons pas. Ainsi que nous l'avons dit, en effet, et nous le démontrerons bientôt, l'atrophie limitée à certains groupes de muscles est un phénomène commun à la plupart des maladies articulaires, sinon à toutes ; on l'observe également dans les arthrites spontanées et traumatiques, aiguës ou chroniques, et, si parfois elle présente quelques différences, cela tient bien plus à la durée et à l'intensité des lésions articulaires qu'à la nature même de la cause qui les a produites.

M. le professeur Vulpian (1), dans ses leçons

(1) Paris 1875, t. II.

sur l'appareil vaso-moteur, mentionne également l'atrophie consécutive aux maladies des articulations et rejette, avec raison, l'hypothèse généralement admise de l'inertie fonctionnelle.

« Un des exemples les plus frappants de cette sorte d'atrophie, c'est celle que présente le muscle deltoïde lorsque l'articulation scapulo-humérale est le siége d'une arthrite chronique. Doit-on considérer cette atrophie comme le résultat de l'inertie fonctionnelle imposée au muscle deltoïde par la douleur que produit toute espèce de mouvement dans la jointure malade ? Mais il est facile de constater que tout mouvement n'est pas interdit au muscle deltoïde, et qu'en réalité il s'y produit assez souvent de faibles contractions. Par conséquent, si l'inertie fonctionnelle était la véritable cause de l'atrophie qu'il subit, cette altération devrait se produire avec une lenteur bien plus grande que cela n'a lieu en réalité. D'autre part, on peut reconnaître, dans certains cas, que l'atrophie musculaire a débuté en même temps que l'arthrite, ou même, mais exceptionnellement, qu'elle existait déjà au moment où l'affection articulaire s'est révélée. Si l'on tient compte de ces diverses particularités, on est conduit à admettre que l'atrophie du deltoïde n'a pas eu pour cause, le plus souvent, l'inertie fonctionnelle... mais qu'elle a été primitive, dans quelques cas, et déterminée alors par une lésion du système nerveux; que dans la plupart des autres cas, elle doit être rangée parmi les atrophies dites réflexes... Dans le cas dont il s'agit, ce seraient les extrémités des nerfs de l'articulation scapulo-humérale qui seraient irritées par l'arthrite et qui détermineraient, dans le foyer d'origine des fibres nerveuses destinées au muscle deltoïde une modification sous l'influence de laquelle s'affaiblirait l'activité des éléments anatomiques de cette partie de la substance grise de la moelle. »

L'année dernière, à la Société de chirurgie, M. le professeur Le Fort (1) a de nouveau appelé l'attention de ses collègues sur cette complication si fréquente des maladies articulaires. « Il s'agit, dit-il, d'un fait intéressant de pathologie chirurgicale, fort important sous le rapport de la thérapeutique : de paralysies musculaires avec atrophie survenant rapidement à la suite d'un grand nombre de lésions siégeant dans les articulations ou près des articulations. Ces affections, des plus fréquentes, jusqu'à présent méconnues, non traitées, sont guéries rapidement par l'usage des courants continus faibles et permanents tels que je les ai fait connaître dans le travail lu devant votre société le 20 mars 1872. »

Il rapporte ensuite plusieurs cas d'hydar-

(1) Bulletins et mémoires de la Société de chirurgie, t. II, n° 3. Paris 1876.

throse du genou suivis d'atrophie et de paralysie du triceps crural et dans lesquels l'emploi des courants de nutrition amena une prompte guérison. C'est en effet dans l'hydarthrose qu'on a le plus souvent occasion d'observer cette complication, mais elle se montre également ailleurs. «Dans beaucoup de cas de contusion de l'épaule, on voit survenir une atrophie du deltoïde qu'on attribue à la contusion du nerf circonflexe, ce qui peut être vrai dans beaucoup de cas, mais ce qui ne peut l'être lorsque le coup n'a pas porté sur l'épaule... une légère arthrite survenue dans ces circonstances peut amener une atrophie du deltoïde si rapide qu'en huit jours l'aplatissement de l'épaule dû à cette atrophie peut simuler la déformation que cause une luxation. »

M. Le Fort cite, à ce propos, l'exemple d'une malade qui lui fut adressée par un de ses confrères comme atteinte de luxation de l'épaule depuis huit jours. Or il n'y avait chez cette malade, dont nous donnons plus loin l'observation, aucun signe de luxation, mais bien une atrophie et une paralysie très-accentuées du deltoïde qui disparurent complétement sous l'influence du traitement électrique.

M. le professeur Verneuil fait remarquer qu'il a observé aussi, depuis longtemps déjà, « l'amaigrissement soudain de la cuisse succédant à un hydarthrose du genou. » j'ai vu, dit-il « il, y a deux ans, à Lyon, un de nos distingués confrères atteint d'une hydartrose du genou et pouvant à peine marcher par suite d'une paralysie presque complète du triceps. Je lui conseillai l'emploi de la faradisation et je constatai après deux séances d'électrisation une amélioration notable. L'an dernier j'ai traité une dame qui se trouvait dans les mêmes conditions et qui a retiré un bénéfice notable de l'emploi de l'électricité. »

Tout récemment, enfin, nous trouvons dans les leçons cliniques de sir James Paget (1) un court passage relatif à l'affection qui nous occupe. Passant en revue les divers signes à l'aide desquels on peut établir le diagnostic des maladies articulaires, il mentionne l'atrophie des membres au voisinage des jointures affectées, et bien qu'à vrai dire, il n'étudie pas le phénomène, il signale cependant quelques-unes de ses particularités interessantes et insiste, d'une façon toute spéciale, sur la rapidité de son développement. « Cette atrophie, dit-il, survient rapidement dans presque toutes les inflammations articulaires aiguës ; plus lentement dans les inflammations chroniques. Dans celles-ci, le défaut d'exercice seul peut en être cause, mais il n'en est pas de même dans les inflammations aiguës, car elle

(1) Paget. Leçons de clinique chirurgicale, traduction par Petit. Paris 1877.

est plus rapide et plus étendue que dans les cas de défaut d'exercice pur et simple. » Plus loin il ajoute : « on peut observer une atrophie rapide de tout le membre inférieur, spécialement dans la cuisse et la fesse, dans toutes les affections aiguës de la hanche ; elle est plus lente dans les affections scrofuleuses indolentes, moins dans le rhumatisme chronique. L'atrophie de la partie inférieure des muscles antérieurs et latéraux de la cuisse est rapidement évidente dans l'arthrite aiguë du genou, moins rapide seulement dans l'arthrite chronique. » Mais ce n'est pas seulement au genou et à la hanche que se montre cette atrophie des muscles périarticulaires. « Dans les affections de l'épaule, on peut la constater par l'aplatissement du deltoïde et des couches musculaires de l'omoplate, et je pense que la même lésion survient à un degré plus ou moins élevé dans tous les muscles voisins des articulations qui sont enflammées, et d'autant plus vite que l'inflammation est plus aiguë. Ce n'est pas, je le répéte, un simple amaigrissement par défaut d'exercice ; la lésion marche beaucoup plus vite que cela, elle est plus semblable à ce qu'on a appelé atrophie aiguë des muscles. »

Quant à la pathogénie de ces lésions, l'auteur s'exprime ainsi : « Ce processus d'amaigrissement est d'un intérêt tout particulier en pathologie et je voudrais pouvoir vous le présenter mieux qu'en lui donnant le nom d'atrophie réflexe. Il semble dépendre d'une influence nerveuse anormale, et paraît souvent proportionné à la douleur concomitante, comme s'il était dû à la perturbation de quelque département nutritif des centres nerveux, irrité par l'état douloureux des fibres nerveuses sensitives. »

Tel est le résumé des documents publiés sur l'atrophie musculaire dans ses rapports avec les maladies des articulations. Il s'en faut, comme on le voit, que l'histoire de cette complication soit bien élucidée. Mentionnée d'une façon explicite par quelques auteurs seulement, elle semble avoir échappé jusqu'ici à l'attention du plus grand nombre, et l'on peut dire qu'au point de vue clinique et thérapeutique, notamment, son étude reste à faire à peu près entièrement.

Nous ne nous faisons donc aucune illusion sur l'étendue et la difficulté de la tâche que nous avons entreprise, et ce travail contiendra sans doute de nombreuses imperfections. Tel qu'il est cependant, notre but sera rempli si nous avons ouvert la voie à des recherches ultérieures plus complètes, et si nous avons pu contribuer, pour une faible part, à la vulgarisation d'un fait aussi intéressant sous le rapport de la pathologie chirurgicale qu'au point de vue de l'histoire générale des atrophies musculaires.

CHAPITRE II.

CONSIDÉRATIONS GÉNÉRALES.

La plupart des maladies des articulations retentissent énergiquement sur le système musculaire ; une arthrite se déclare, et l'on voit survenir très-rapidement, dans quelques-uns des muscles destinés à la jointure affectée, une série de modifications dont les principales sont un affaiblissement plus ou moins marqué de la contractilité, parfois même une véritable paralysie, puis bientôt une atrophie considérable des mêmes muscles.

C'est là, nous l'avons dit, une complication extrêmement fréquente, une manifestation obligée, en quelque sorte, de toute inflammation articulaire, et nous montrerons bientôt qu'on l'observe à peu près également au niveau de toutes les jointures importantes, et cela dans le cours des affections les plus diverses.

Prenons pour exemple le cas le plus simple et de beaucoup le plus fréquent, celui d'une arthrite du genou, et nous allons voir que, dès les premiers jours de la maladie, quelquefois dès le lendemain, la cuisse du côté affecté est déjà le siége de phénomènes importants.

Ce qui frappe tout d'abord, c'est un changement très-manifeste dans la forme du membre; la cuisse, au lieu d'être arrondie et globuleuse, se montre aplatie, comme étalée et dépourvue de tout relief musculaire. Il semble aussi, à la première inspection, qu'elle ait diminué de volume, alors même que la mensuration, pratiquée avec soin des deux côtés, ne donne pas encore de différence appréciable. Par la palpation, on reconnaît aisément que les masses musculaires n'offrent plus leur résistance accoutumée et que le triceps crural, notamment, est dans un état de relâchement et de flaccidité remarquables. En outre, et c'est là un point très-important, ce dernier muscle a perdu, au moins en partie, la faculté de se contracter, et, si l'on commande au malade de le faire *durcir* ou d'étendre la jambe préalablement fléchie, on voit qu'il ne peut le faire que très-imparfaitement, ou que même il existe une paralysie absolue du triceps.

Tels sont, en peu de mots, les phénomènes qui précèdent et préparent, en quelque sorte, le développement de l'atrophie. Ils se manifestent, ainsi que nous l'avons dit, de très bonne heure et, dans un cas, par exemple, dont nous donnons plus loin l'observation (obs. 1), nous avons pu les constater d'une façon très-nette, 24 heures seulement après une arthrite traumatique du genou.

Mais il est rare, surtout à l'hôpital, que l'on ait l'occasion d'assister ainsi dès le début à leur évolution. Le plus habituellement, l'affection remonte à plusieurs jours déjà lorsque les malades se présentent à l'observation du chirurgien, et l'on constate alors, en même temps que le relâchement et la paralysie du triceps, une atrophie plus ou moins accentuée de ce dernier muscle. On ne saurait donc, dans la plupart des cas, déterminer rigoureusement l'époque à laquelle sont survenues ces lésions initiales. Tout ce qu'on en peut dire, c'est qu'elles ont dû suivre de très-près l'apparition de l'arthrite, puisque du 8e au 15e jour, ainsi que nous le montrerons bientôt, l'atrophie elle-même existe le plus souvent, et se traduit à la mensuration par une diminution notable dans la circonférence du membre affecté.

Il est assez difficile, comme on voit, de séparer l'une de l'autre ces deux lésions, paralysie et atrophie, et l'on n'a que bien rarement l'occasion d'étudier la première à l'état de complication isolée. Pour la commodité de la description, cependant, nous conserverons en partie cette division, et nous envisagerons d'abord chacun de ces phénomènes dans l'ordre de leur apparition, après quoi nous étudierons la maladie dans son ensemble.

CHAPITRE III.

PARALYSIE.

Elle peut être, ainsi que nous l'avons dit, complète ou incomplète. La première, bien qu'elle ne soit pas, à beaucoup près, la plus fréquente, n'est pas très-rare cependant, et nous allons rapporter plusieurs observations dans lesquelles elle a été constatée d'une façon très-nette, bien qu'il n'existât qu'une atrophie peu marquée, ou que, même, celle-ci ne fût pas encore apparente.

Tel est, par exemple, le fait suivant auquel nous avons déjà fait allusion :

Observation I (personnelle).

Arthrite traumatique du genou. Paralysie complète, atrophie (passagères) du triceps correspondant.

X..., palefrenier, âgé de 30 ans, entre le 15 décembre 1875 dans le service de M. le professeur Le Fort, à l'hôpital Beaujon, deuxième pavillon, nº 40.

Il a reçu, la veille, un coup de pied de cheval sur la partie interne du genou droit, et une arthrite assez intense a suivi de près l'accident.

Actuellement, 15 décembre, le genou est le siége d'une tuméfaction notable, la rotule est soulevée par un épanchement abondant, et le cul-de-sac sous-tricipital fait une saillie au niveau de laquelle on perçoit de la fluctuation. La peau n'a subi aucune modification et la pression, qui était hier très-douloureuse, est mieux supportée aujourd'hui. Mais les mouvements restent très-pénibles et s'accompagnent de froissements abondants. La cuisse du côté affecté présente, à sa partie inférieure, une augmentation de volume assez marquée, elle est empâtée et semble continuer la tumeur du genou. Au-dessus de ce point, elle reprend ses dimensions normales et semble même un peu amoindrie, bien qu'à la mensuration on ne constate pas encore de diminution sensible. Mais elle est aplatie, étalée, et les muscles relâchés et remarquablement flasques, ne font plus aucun relief sous la peau. Le triceps crural, qui paraît surtout atteint, est le siége d'une *paralysie complète*, et quels que soient les efforts du malade, il ne peut arriver à faire *durcir* ce muscle. Il en est de même lorsque la jambe étant fléchie, on lui commande de l'étendre, il accuse de lui-même une impuissance absolue de la cuisse et dit expressément que ce n'est pas la douleur qui l'empêche d'accomplir ce mouvement.

La contractilité électrique n'a subi, d'ailleurs, aucune diminution, et les muscles du côté malade répondent aussi énergiquement que ceux du côté sain à l'excitation faradique.

Prescription. — Repos au lit. Cataplasmes.

Le 22. La tuméfaction du genou a beaucoup diminué, l'épanchement est en grande partie résorbé et les douleurs ont à peu près disparu. Malgré cela, l'impuissance du triceps persiste au même degré et le malade ne peut arriver à détacher son membre du plan du lit.

Le gonflement qui existait à la partie inférieure de la cuisse a disparu, et celle-ci présente une atrophie évidente quoique peu accentuée. La mensuration pratiquée avec soin des deux côtés, à dix et à vingt centimètres au-dessus de la rotule, donne une différence de un centimètre au profit du membre sain. La circonférence des jambes, prise à la partie moyenne, est la même, et le genou droit n'offre plus qu'un excédant de quinze millimètres.

Le 29. L'épanchement est à peine appréciable, les froissements ont disparu et il n'existe plus de douleurs. La paralysie est aussi très-notablement améliorée, et le malade peut imprimer à sa jambe des mouvements assez étendus. La cuisse a repris sa forme arrondie, les muscles sont saillants et il n'existe plus qu'une diminution de un centimètre à la partie supérieure.

5 janvier 1876. L'amélioration continue, le malade se lève assez volontiers, quoique cependant il éprouve encore une gêne notable pour gravir les escaliers. Il n'existe plus trace de liquide dans l'articulation, et l'on ne trouve plus, à la mensuration, aucune différence dans le volume des deux membres.

Le 11. Le malade, complètement guéri, quitte l'hôpital.

L'observation suivante de M. Duchenne (de Boulogne), est aussi un exemple très-probant de paralysie complète du triceps consécutive á une arthrite du genou.

Dans ce cas, à la vérité, le début des accidents n'est pas indiqué d'une façon très-précise; néanmoins, l'existence de la paralysie, alors que l'atrophie était peu marquée et ne faisait que commencer, y est mentionnée d'une façon très-explicite; en outre. et c'est là un point important, il y est dit aussi que la douleur avait complètement disparu lorsque l'on constata l'impuissance absolue du triceps.

Observation II (Duchenne, de Boulogne). (1)

O..., âgé de 23 ans, à la suite d'une entorse du genou, vit survenir, le soir même, un gonflement énorme de

(1) In thèse Ollivier. Loc. cit.

l'article qui nécessita son séjour au lit. Cet état inflammatoire fut successivement combattu par l'application de sangsues, de vésicatoires, etc., mais il fallut trois mois pour que le genou reprit son volume normal.

Un mois après l'accident, les muscles de la cuisse avaient commencé à maigrir et l'extension de la jambe était devenue *impossible*, quoiqu'il ne restât plus la moindre douleur dans le genou, au repos, ni même dans le mouvement.

Deux mois plus tard, le malade essaya de marcher, mais il ne put se soutenir qu'à l'aide d'une canne, et au bout de quelques minutes le genou fléchissait.

Cinq mois après l'accident, on constata l'existence d'une atrophie considérable de la cuisse gauche, qui mesurait sept centimètres de circonférence de moins que la droite. L'extension de la jambe sur la cuisse était *possible*, mais il suffisait d'une force de 10 kilogrammes pour la faire fléchir.

Il n'y avait pas de diminution de la contractilité électro-musculaire ni de la sensibilité. Le malade éprouvait, toutefois, dans la cuisse, une sensation de refroidissement continu, nullement appréciable au thermomètre. L'atrophie paraissait porter principalement sur le vaste interne.

Le diagnostic porté par le Dr Duchenne fut : *atrophie musculaire par action réflexe, liée à l'affection articulaire.*

Le malade fut électrisé deux fois par semaine; deux mois plus tard, la cuisse avait gagné trois centimètres en circonférence, le vaste interne restait un peu atrophié, la claudication avait beaucoup diminué, la station et la marche étaient devenues possibles pendant plusieurs heures.

A côté de ces deux faits, mentionnons également celui d'un malade de M. le professeur Le Fort (obs. XXI), chez lequel, trois semaines environ après une entorse grave du poignet, la douleur et le gonflement ayant disparu, on put constater une paralysie complète des extenseurs, bien que l'atrophie elle-même fût à peine marquée ou même douteuse.

Rappelons enfin le cas signalé par M. le professeur Verneuil (1), d'une hydarthrose du genou dans laquelle survint une paralysie presque complète du triceps, rendant la marche à peu près impossible.

Comme on le voit, l'impuissance absolue des muscles dans le cours des maladies articulaires n'est pas un fait absolument rare, et les quelques exemples que nous venons de rapporter, les trois premiers surtout, nous paraissent très-concluants à cet égard.

Quoi qu'il en soit, du reste, de la nature même de cette complication, et c'est là un point sur lequel nous aurons à revenir à propos de la pathogénie, on peut se convaincre, dès maintenant, qu'il s'agit bien là d'une paralysie véritable et non d'un phénomène dû à la volonté du malade et à la crainte de réveiller les douleurs du côté de la jointure affectée. Dans le premier cas, en effet, celles-ci, quoique très-vives au début, se sont calmées rapidement et, malgré cela cependant, l'impuissance du triceps a persisté au même degré. De même encore,

(1) Bulletins de la Société anatomique 1872. Loc. cit.

dans l'observation de M. Duchenne (de Boulogne), la paralysie restait complète et l'extension de la jambe impossible, bien que le genou fût devenu absolument indolent, non-seulement au repos, mais encore pendant les mouvements communiqués. Enfin, chez le malade de M. le professeur Le Fort, les douleurs avaient également disparu lorsque, peu de temps après l'accident, on put constater la paralysie complète et l'atrophie commençante des muscles postérieurs de l'avant-bras.

D'autre part, on ne saurait, non plus, regarder cette inertie des muscles comme une conséquence de leur atrophie, et il est facile de voir, au contraire, que celle-ci a été consécutive et n'est survenue qu'un certain temps après l'apparition de la première. Sans parler, en effet, de notre malade, chez lequel les lésions ont, pour ainsi dire, évolué sous nos yeux, bornons-nous à rappeler que chez les deux autres, l'amaigrissement des muscles était à peine marqué et ne faisait que commencer alors que la paralysie était complète et que, par conséquent, elle remontait à plusieurs jours déjà.

Mais, nous l'avons dit, la paralysie ne s'observe que rarement à un degré aussi marqué. Dans l'immense majorité des cas, les muscles n'ont perdu qu'en partie la faculté de se contracter, et, quelle que soit l'atrophie qu'ils aient subie, on peut constater aisément que toute espèce de mouvement ne leur est pas interdit.

Quant à la raison même de cette différence, nous devons avouer qu'elle nous échappe à peu près entièrement, et nous ne saurions dire exactement pourquoi, dans certains cas, l'impuissance des muscles est absolue, tandis que dans la plupart des autres elle n'est qu'incomplète. Ce point, pour être élucidé, exige de nouvelles recherches, et, seules, des observations ultérieures plus complètes pourront nous renseigner à cet égard.

Sans doute, il paraît naturel, au premier abord, d'admettre que les lésions de la jointure, suivant leur plus ou moins d'intensité, ont dû agir différemment sur la production de ce phénomène, et les trois exemples que nous avons mentionnés plus haut, semblent même donner quelque créance à cette manière de voir. Mais, à côté de ces faits, nous pourrions en signaler plusieurs où, bien que l'arthrite au début n'ait été ni moins aiguë, ni moins douloureuse, on n'a pas observé, cependant, cette abolition totale de la contractilité volontaire.

Il faut tenir compte, du reste, dans l'appréciation de ce symptôme, de l'époque à laquelle ont commencé les accidents, car il est possible que la paralysie, complète au début, se soit amendée par la suite, et n'existe plus au même degré lorsqu'on est appelé à examiner les malades. Nous verrons, en effet, en étudiant la marche de l'affection, que ces lésions musculaires peuvent, dans certains cas, évoluer très-rapidement et n'avoir qu'une durée passagère. Il y a plus, on observe quelquefois une décroissance manifeste de la paralysie, alors que l'atrophie, au contraire, a suivi une marche franchement ascendante et progressive. Ainsi, chez le malade de l'observation II, la paralysie du triceps, qui était complète au début, s'est améliorée peu à peu, à tel point que cinq mois après l'accident, il fallait une force de 10 kilogrammes pour vaincre l'extension de la jambe sur la cuisse. Or, pendant ce temps, l'atrophie s'est développée outre mesure, et l'on ne trouvait pas moins de 7 centimètres de diminution sur la circonférence de la cuisse affectée.

Ce fait, bien qu'à vrai dire, il ne soit pas le plus habituel, méritait d'être signalé. Il nous montre, en effet, que ces deux lésions, paralysie et atrophie, quoique dûes évidemment à la même cause et relevant d'un même processus pathogénique, peuvent rester, cependant, jusqu'à un certain point, indépendantes et présenter, parfois, dans leur évolution, des différences assez tranchées pour que l'on soit autorisé à les envisager séparément.

Il va de soi, du reste, que ces réflexions s'appliquent exclusivement à la paralysie complète. Dans les cas beaucoup plus nombreux où l'on n'observe, en même temps que l'atrophie, qu'une diminution plus ou moins accentuée de la contractilité volontaire, il devient très-difficile, souvent même impossible, de distinguer, dans l'appréciation des troubles fonctionnels, ce qui appartient spécialement à telle ou telle de ces lésions, et l'on ne saurait, sans inconvénient, conserver pour elles la division que nous avons admise pour la première.

Nous n'insisterons donc pas davantage, pour le moment, sur cette paralysie, et nous renvoyons, pour tout ce qui a trait à son histoire plus complète, au chapitre consacré à l'étude de la maladie dans son ensemble. A propos de cette dernière, en effet, nous aurons à la mentionner souvent encore, et nous aurons soin d'insister sur ses particularités les plus intéressantes.

CHAPITRE IV.

ATROPHIE.

C'est de beaucoup, nous l'avons dit, le phénomène le plus important. Une fois l'atrophie développée, la maladie est complète ; elle se traduit alors par un ensemble de symptômes propres, ayant leur physionomie, leur marche particulières, et dont l'étude est, sans contredit, des plus intéressantes, non-seulement au point de vue pathologique, mais encore, et surtout, sous le rapport de la thérapeutique chirurgicale.

Nous nous sommes expliqué, en partie déjà, sur l'étiologie de cette complication, et nous avons dit qu'elle pouvait se montrer au voisinage de toutes les jointures de quelque importance. Quant à la nature de l'affection articulaire, elle ne paraît pas exercer d'influence bien manifeste sur la production même du phénomène, et, qu'il s'agisse d'une arthrite spontanée ou traumatique, aiguë ou chronique, presque toujours on observe, à un degré plus ou moins prononcé, l'amoindrissement dont il est ici question.

Sans doute, ainsi que nous le verrons, la marche de ces lésions n'est pas la même dans tous les cas et leur importance varie notablement suivant que les altérations de l'article sont elles-mêmes plus ou moins graves et plus ou moins anciennes. Mais le fait capital, à savoir : la coïncidence de l'arthrite et de l'atrophie n'en subsiste pas moins, et telle est sa fréquence qu'on se demande s'il faut l'envisager comme une complication ou comme un symptôme habituel des maladies articulaires.

Nous n'avons pas remarqué, d'ailleurs, que

les conditions d'âge et de sexe eussent une action quelconque sur le développement de l'atrophie, ni que celle-ci se produisît plus volontiers au niveau de telle ou telle jointure. Les seules différences qu'on observe à cet égard ont trait à l'étiologie générale des maladies articulaires et si, par exemple, le plus grand nombre de nos observations se rapportent à des arthrites du genou, cela tient à ce que celles-ci sont de toutes les plus fréquentes et, qu'en outre, elles se prêtent mieux que les autres à l'étude de ce phénomène.

Que si maintenant nous cherchons à déterminer l'époque à laquelle survient cette atrophie, nous éprouvons les mêmes difficultés que lorsqu'il s'est agi de la paralysie. Une seule fois, ainsi qu'on l'a vu plus haut, nous avons pu suivre le malade depuis le commencement de l'arthrite et assister au développement des lésions musculaires. Dans tous les autres cas, celles-ci existaient à un degré plus ou moins marqué et remontaient à plusieurs jours déjà, lorsque nous avons été appelé à les constater. Mais peu importe, car à défaut de notions très-précises sur ce point, nous possédons un nombre d'observations suffisant pour établir nettement que l'atrophie est un accident du début, et pour montrer que dans les cas même les plus simples, elle est déjà très-manifeste dès les premiers jours de la seconde semaine.

Ainsi, sur cinq de nos malades examinés peu de temps après l'apparition de l'arthrite, deux ont été vus le 8e jour, un le 9e et deux le 11e jour; or, chez tous, l'atrophie existait déjà, et chez quelques-uns même elle était très-prononcée.

Deux de ces faits (obs. IX et XI) nous occuperont bientôt ; nous nous bornons, pour le moment, aux trois suivants qui sont d'ailleurs très-démonstratifs.

Observation II (personnelle).

Hydarthrose indolente du genou. Atrophie rapide et parésie du triceps correspondant.

Adèle,... domestique, âgée de 15 ans et demi, entre le 21 octobre 1875 dans le service de M. le professeur Verneuil, à la Pitié. salle Saint-Augustin, n° 30.

Elle est d'une mauvaise santé habituelle et présente tous les attributs du tempérammment lymphatique.

Il y a 9 jours, sans cause connue, elle vit son genou gauche se tuméfier lentement et sans douleur. Peu après, elle y ressentit quelques craquements, et bientôt la marche devint si fatigante qu'elle fut obligée d'interrompre son travail.

Actuellement, 21 octobre. Le genou gauche est notablement plus gros que celui du côté opposé. Il forme une tumeur mollasse, fluctuante, et la rotule est soulevée par un épanchement abondant. En outre, la peau et le pannicule sous-cutané sont épaissis à ce niveau et comme infiltrés, ce qui donne à la région l'aspect d'un empâtement diffus. Il n'existe d'ailleurs aucun changement de coloration et la douleur est nulle aussi bien à la pression que pendant les mouvements communiqués qui jouissent de toute leur étendue.

C'est seulement pendant la station debout et la marche qu'une légère douleur se fait sentir au niveau de l'articulation, et au bout de peu de temps le membre tout entier devient le siége d'un engourdissement et d'une fatigue très-incommodes.

La cuisse gauche a subi une atrophie manifeste, elle est aplatie, étalée, dépourvue de tout relief musculaire, et sensiblement plus grêle que celle du côté opposé. Le triceps crural, sur lequel porte surtout l'amaigrissement se contracte difficilement, et la malade ne peut, qu'avec beaucoup d'efforts, maintenir son membre soulevé pendant quelques instants.

La mensuration comparative des deux membres donne le résultat suivant :

	côté droit	côté gauche.
Circonférence du genou	36 c.	38
— de la cuisse à 10 c. de la rotule	37	35
— de la cuisse à 20 c. de la rotule	45	42
Jambe à la partie moyenne	30	30

Prescription. — Immobilisation dans une gouttière métallique. Vésicatoire.

28 octobre. L'épanchement a diminué sensiblement, mais l'atrophie persiste au même degré, et les troubles fonctionnels sont aussi accentués.

Quelques jours après, cette malade quitte le service.

L'observation suivante nous a été communiquée par notre excellent ami G. Bouilly.

Observation IV (par Bouilly, aide d'anatomie).

Entorse du genou. Arthrite subaiguë. Atrophie rapide du triceps correspondant.

Pr... (Philippe, 28 ans, palefrenier, entré le 9 octobre 1875, à la Pitié, dans le service de M. le professeur Verneuil, salle Saint-Louis, n° 60.

Ce garçon, vigoureusement constitué, sans aucun antécédent pathologique, a fait, le 7 octobre dernier, une chute dans les escaliers. Dans cette chute, sa jambe se trouva prise sous lui et une très-vive douleur s'y fit immédiatement sentir.

Gonflement rapide, impossibilité de la marche, fièvre pendant vingt-quatre heures.

Au moment de l'entrée à l'hôpital, M. le Dr Marchand qui suppléait alors M. le professeur Verneuil, constate une entorse du genou gauche avec une arthrite de moyenne intensité.

Immobilité au lit, sans appareil, compresses résolutives sur l'articulation.

Le 18 octobre, 11 jours après l'accident, on constate encore des signes d'arthrite subaiguë : l'articulation est plus volumineuse qu'à droite, la rotule est soulevée par un épanchement facilement appréciable ; les mouvements spontanés ou provoqués sont douloureux et la pression réveille une douleur très-manifeste au niveau de l'insertion inférieure des ligaments latéraux. En outre, en faisant frotter la rotule contre les condyles, on perçoit des craquements.

Mais ce qui frappe surtout, c'est la diminution notable des masses musculaires du côté malade, rendue plus évidente encore par la saillie du triceps droit chez ce sujet vigoureusement musclé.

La mensuration donne les résultats suivants :

	côté sain	côté malade.
Cuisse à 10 cent. de la rotule	40,5	38,5
— à 20 —	48	45
— à 30 —	49	47
Jambe à la partie moyenne	33	33

22 octobre. Pas de changement bien appréciable du côté de l'articulation. Le malade se lève un peu dans la journée et marche avec des béquilles ; mais il se fatigue très-vite et ne peut qu'avec peine gravir quelques marches d'escalier.

L'atrophie de la cuisse est toujours aussi prononcée et

la contractilité électrique paraît diminuée dans le droit antérieur qui est surtout émacié.

Le 26. Le malade est envoyé à Vincennes.

OBSERVATION V (personnelle).

Entorse du pied. Atrophie rapide et parésie des muscles de la jambe.

R... (François, âgé de 50 ans, entré le 2 janvier 1876, dans le service de M. le professeur Le Fort, à l'hôpital Beaujon, deuxième pavillon, n° 18.

La veille au soir, en tombant d'une échelle, il s'est fait une entorse du pied droit. Douleur très-vive au moment de l'accident, impossibilité de la marche, gonflement rapide de l'articulation tibio-tarsienne.

Prescription. — Repos au lit. Compresses d'eau alcoolisée.

Actuellement, 12 janvier. Il n'existe plus de tuméfaction appréciable, mais les mouvements, surtout ceux d'adduction, sont encore gênés et la pression réveille de la douleur au niveau de l'insertion inférieure des ligaments latéraux externes. En outre, le malade accuse une grande faiblesse de la jambe et, quoique depuis quelques jours, il se lève régulièrement, il ne peut guère marcher plus de dix minutes sans être obligé de se reposer. La jambe du côté affecté, est le siége d'une atrophie très-prononcée et les muscles du mollet, qui semblent surtout atteints, sont d'une flaccidité remarquable. Leur contractilité est aussi très-diminuée et le malade n'arrive qu'à les faire *durcir* très-incomplètement.

La mensuration donne les résultats suivants :

	côté droit	côté gauche
Jambe à 10 c. de la malléole interne	25,5	24,5
— à 17 —	32	30
— à 22 —	33	30

Les deux cuisses ont exactement la même circonférence.

14 janvier. Ce malade demande son envoi à Vincennes.

Comme on le voit, l'atrophie, dans tous ces cass' est manifestée rapidement, et, sans aucun doute, elle a dû suivre de fort près l'apparition de l'arthrite, puisque au bout de huit ou onze jours déjà, elle se traduisait, à la mensuration, par une différence de deux et même trois centimètres sur la circonférence du membre affecté.

On remarquera, en outre, qu'il s'agissait chez ces malades d'arthrites peu graves, et ne différant en rien de celles qu'on observe le plus communément. Chez l'un d'eux même, l'hydarthrose était indolente, et malgré cela, cependant, les lésions musculaires n'ont été ni moins précoces ni moins accentuées. Ce dernier fait qui, d'ailleurs, n'est pas absolument rare, s'éloigne sensiblement de ce qu'on observe ordinairement, mais il suffit pour montrer que la douleur, bien qu'elle ait une action sur la production de ces phénomènes, n'est cependant pas une cause indispensable de leur développement.

Nous n'insistons pas non plus sur le relâchement des muscles et l'affaiblissement de la contractilité volontaire qui, chez deux de ces malades, ont été constatés d'une façon très-nette, c'est là un point sur lequel nous nous sommes expliqué suffisamment et on le retrouvera mentionné dans la plupart de nos observations.

Mais poursuivons notre étude, et voyons tout d'abord quels sont, pour chaque articulation, les muscles spécialement affectés.

Il est bien remarquable, en effet, que l'atrophie, dès le principe, semble se localiser à certains muscles, et cela seul suffirait pour lui assigner une place spéciale dans le cadre nosologique, et la distinguer nettement de l'amaigrissement qu'on observe si souvent dans les membres à la suite de l'inaction prolongée.

D'une manière générale, on peut dire que ce sont les extenseurs qui sont les premiers et le plus profondément atteints ; c'est là du moins ce qu'on observe le plus habituellement, et il suffit, pour s'en convaincre, de jeter un coup d'œil sur les faits nombreux que nous avons rassemblés. Ainsi, c'est le triceps crural qui s'amoindrit surtout dans les maladies du genou, le deltoïde dans celles de l'épaule, les fessiers à la hanche, les muscles postérieurs de l'avant-bras au poignet, etc. Ce fait, pourtant, n'a rien d'absolu, et il n'est pas très-rare, surtout dans les cas anciens, de voir les lésions s'étendre à d'autres muscles, envahir quelquefois tout un segment de membre, ou même, un membre tout entier, bien qu'une seule de ses articulations soit enflammée.

Tel est, par exemple, le cas du malade suivant, chez lequel, six mois après le début d'un rhumatisme subaigu de la hanche, nous avons pu constater une atrophie considérable des muscles de la fesse et un amoindrissement notable de la cuisse et de la jambe correspondantes.

Observation VI (personnelle).

Boizeau, âgé de 40 ans, entré le 19 février 1876 dans le service de M. le professeur Verneuil, à la Pitié, salle Saint-Louis, nº 6.

Il donne sur son état les renseignements suivants :

D'une assez bonne santé habituelle, il n'a jamais fait de maladie grave. Cependant, étant soldat, il est resté à l'hôpital pendant deux mois pour des douleurs lombaires dont il est difficile de préciser aujourd'hui la nature et qu'on a dû combattre par des vésicatoires nombreux et plusieurs applications de pointes de feu.

Quoiqu'il en soit, jamais, depuis cette époque, il n'a rien éprouvé de ce côté et l'on ne trouve chez lui aucun indice d'une maladie quelconque de la moelle ou du rachis.

Il y a six mois environ, il a ressenti, dans l'articulation de la hanche gauche, des douleurs qui paraissent de nature rhumatismale. Celles-ci, d'abord légères, ne se montraient qu'à l'occasion des changements de temps. Mais peu à peu elles augmentèrent de fréquence et d'intensité et la marche devint assez difficile pour obliger le malade à cesser tout travail.

Il garda la chambre, et sous l'influence du repos, les douleurs se calmèrent rapidement. Mais comme il boitait toujours, il se décida à entrer à l'hôpital. A cette époque on constata une arthrite subaiguë coxo-fémorale, et l'on prescrivit un vésicatoire.

Actuellement, 28 février. L'articulation est à peu près guérie, et c'est à peine si l'on réveille quelque douleur en imprimant à la cuisse des mouvements même très-étendus. Cependant la claudication est encore très-prononcée, et le malade ne peut marcher un peu sans ressentir bientôt dans le membre un engourdissement et une fatigue qui l'obligent à s'arrêter.

La fesse gauche est le siége d'une atrophie considérable, elle est profondément excavée et les muscles semblent avoir disparu. La cuisse et la jambe correspondantes ont aussi diminué de volume mais d'une façon moins accentuée.

La contractilité volontaire est très-amoindrie dans les muscles atrophiés, surtout dans les fessiers, et quand on commande au malade de les faire *durcir*, il n'y peut parvenir, tandis que du côté opposé il le fait aisément.

La peau est également altérée et elle est sensiblement plus terne et plus sèche que celle du côté sain.

La mensuration donne les résultats suivants :

	côté droit	côté gauche.
Cuisse à 10 c. de la rotule	38	37
— à 20 —	46	44
— à 30 —	49	46
Jambe à la partie moyenne	31,5	30

Ce malade n'a pas été suivi.

Cette observation n'est pas seulement intéressante au point de vue de l'étendue des lésions atrophiques ; elle est, en outre, un bon exemple de la marche habituelle des accidents et de leur persistance après la disparition de l'arthrite, lorsque celle-ci ne s'est pas guérie très-rapidement. C'est là un fait important dont nous avons dit quelques mots déjà dans notre introduction, et sur lequel nous aurons bientôt à revenir en détail. Il nous suffira, pour le moment, de l'avoir signalé.

Dans le cas suivant, il s'agit encore d'une arthrite ancienne, d'une arthrite du genou avec atrophie portant à la fois sur la cuisse et sur la jambe. A l'époque où nous avons examiné le malade, l'articulation, bien qu'elle ne fût pas complètement guérie, était notablement améliorée, et malgré cela, cependant, les troubles fonctionnels restaient très-accusés et empêchaient le malade de reprendre ses occupations.

Observation VII (personnelle).

H..., âgé de 17 ans, entre le 21 octobre 1875 dans le service de M. le professeur Verneuil, à la Pitié, salle Saint-Louis, nº 6.

Il y a 4 mois et demi, il tomba dans un vitrage et se fit deux larges plaies à la partie interne et en avant du genou droit. Quoique le choc ait été très-violent, l'articulation paraît n'avoir que peu souffert, car le blessé put rentrer chez lui à pied et faire une assez longue course, sans ressentir de douleur ailleurs qu'au niveau du point lésé.

Il prit le lit, cependant, et le garda pendant un mois, jusqu'à la complète cicatrisation de ses blessures. A cette époque il commença à se lever, mais au bout de quelques jours, après une marche trop longue, il éprouva de vives douleurs dans le genou et celui-ci augmenta rapidement de volume.

Un médecin qu'il fit appeler lui prescrivit le repos absolu et l'application de trois vésicatoires successifs. Sous l'influence de ce traitement, la tuméfaction disparut complètement, et deux semaines après le malade reprit ses occupations.

Mais l'amélioration fut de courte durée. Bientôt l'épanchement se reproduisit, la marche redevint très-gênée, et la malade dut, de nouveau, garder la chambre.

Depuis un mois environ il a recommencé à marcher ;

mais il éprouve toujours quelques douleurs au niveau du genou, en outre, et c'est-là surtout ce qui l'amène à l'hôpital; il se fatigue très-vite et est incapable de reprendre son état, qui l'oblige à rester debout la plus grande partie de la journée.

Actuellement, 21 octobre. Bien que le genou ait repris son volume et qu'il n'existe plus d'épanchement, les mouvements sont encore pénibles et s'accompagnent de froissements abondants.

Le membre droit tout entier est le siége d'une atrophie qui est surtout prononcée au niveau de la cuisse. Celle-ci a subi une diminution de volume très-appréciable, elle est aplatie, dépourvue de tout relief musculaire et l'on saisit facilement le fémur à travers le droit antérieur qui est réduit à une mince couche.

Cette atrophie paraît ancienne et le malade dit l'avoir observée dès le début de ses douleurs articulaires. A cette époque il en aurait fait la remarque à son médecin qui lui prescrivit des massages.

La mensuration donne les résultats suivants :

	côté gauche	côté droit.
Cuisse à 10 c. de la rotule	33,5	31
— à 20 —	41,5	39
— à 30 —	45	42
Jambe à la partie moyenne	30	28

La contractilité et la sensibilité électriques n'ont subi aucune diminution.

Prescription. — Repos au lit. Badigeonnages iodés.

29 octobre. L'état du genou est amélioré, mais l'atrophie persiste au même degré.

2 novembre. Le malade est envoyé à Vincennes.

Nous n'insisterons pas davantage sur ce point, dont on retrouvera d'ailleurs quelques autres exemples dans les observations placées à la fin de ce chapitre. Aussi bien, est-ce là une notion de connaissance vulgaire, et, depuis longtemps déjà, tous les chirurgiens ont-ils remarqué l'amaigrissement considérable qu'on observe dans les membres à la suite des arthrites de longue durée, et, en particulier, des tumeurs blanches.

Sans doute, dans tous ces cas, il faut faire la part de l'inaction prolongée. Mais celle-ci ne joue qu'un rôle secondaire, et il est facile de constater que l'atrophie est toujours beaucoup plus marquée dans le membre affecté et, plus encore, dans les muscles spécialement destinés à la jointure malade.

Mais ce n'est pas seulement dans les cas anciens qu'on observe cette extension de l'atrophie à tout un membre ; et l'intensité des lésions articulaires paraît avoir, sous ce rapport, une influence non douteuse.

La note suivante, que nous devons à l'obligeance du Dr Bacchi, vient à l'appui de cette assertion :

Observation VIII.

Arthrite blennorrhagique du genou. Atrophie rapide du membre inférieur correspondant.

R..., âgé de 30 ans, atteint de blennorrhagie.

28 janvier 1876, gonflement léger du poignet droit, douleurs pendant les mouvements. Ces accidents se calment rapidement et disparaissent au bout de quelques jours.

4 février. Arthrite suraigue du genou gauche, douleurs excessives, épanchement considérable.

Trois semaines après, on a constaté l'existence d'une atrophie très-marquée, portant à la fois sur la cuisse et la jambe du même côté.

La mensuration a donné les résultats suivants :

	côté droit	côté gauche.
Cuisse à la partie inférieure	35	33
— moyenne	44	39
— supérieure	46	42
Jambe à la partie moyenne	30	28

Enfin, en dehors même de ces conditions de longue durée ou de suracuité de l'arthrite, on peut se demander si l'atrophie est toujours aussi exactement localisée qu'elle paraît l'être, et si, dans les cas mêmes où elle semble porter exclusivement sur quelques muscles, les autres ne présentent pas aussi, bien qu'à un moindre degré, un commencement d'altération.

Déjà, M. Sabourin, dans sa thèse (1), a fait remarquer, avec raison, que dans l'arthrite scapulo-humérale, l'atrophie n'était rien moins que limitée au deltoïde, et plusieurs des faits qu'il rapporte sont concluants à cet égard.

« Il est évident, dit-il, que le deltoïde qui recouvre l'articulation et les muscles qui s'insèrent dans le voisinage des surfaces articulaires, attire le premier l'attention de l'observateur quand il s'atrophie. Mais une exploration attentive permet de constater que les pectoraux sont atteints en même temps et aussi profondément.

(1) Loc. cit.

Il en est de même des sus et sous-épineux, des grand et petit ronds. Les muscles du bras sont moins profondément atteints, mais il est rare qu'ils échappent complètement à l'atrophie, le biceps et le coraco-brachial surtout. »

D'autre part, nous verrons au chapitre consacré à la pathologie expérimentale, que ce fait est constant chez les animaux, et qu'on l'observe, non-seulement à l'épaule, mais encore au genou et, vraisemblablement, au niveau de toutes les jointures importantes. Tous les muscles, chez eux, participent à l'atrophie, et, bien que celle-ci soit toujours beaucoup plus marquée sur ceux qui affectent avec l'articulation les rapports les plus directs, on peut constater qu'elle a envahi, dès le début, le membre tout entier.

Il est vrai que l'arthrite provoquée expérimentalement est toujours beaucoup plus violente que celle habituellement observée chez l'homme, et que, surtout, la pesée comparative de chaque muscle en particulier, permet d'apprécier avec une grande exactitude des différences minimes qui, chez ce dernier, pourraient échapper à un examen même approfondi.

CHAPITRE V.

SYMPTOMATOLOGIE.

La complication atrophique, une fois développée, se traduit, nous l'avons dit, par un ensemble de signes physiques et de symptômes fonctionnels ayant leur physionomie propre, leur marche particulière et qu'il nous faut maintenant étudier.

Les premiers nous sont en partie connus ; ils ont trait, surtout, aux modifications de forme et de volume sur lesquelles nous avons insisté au début de cette étude. Ils varient peu, d'ailleurs, et, à part quelques différences secondaires en rapport avec la durée et l'intensité des lésions de la jointure, ils se reproduisent avec un type constant et caractéristique, en quelque sorte, pour chaque articulation.

Nous avons indiqué déjà les changements qu'on observe du côté de la cuisse dans le cours des arthrites du genou, et nous avons signalé, d'une façon toute spéciale, l'affaissement des saillies musculaires et l'aplatissement du membre qui en est la conséquence. Nulle part, en effet, ces modifications ne sont plus faciles à constater que dans cette région, et dès les premiers jours de l'affection elles sont déjà très-manifestes.

La cuisse tout entière a diminué de consistance et elle n'offre plus à la main qui l'explore la résistance accoutumée. Le triceps crural, notamment, sur lequel les lésions se localisent dès le début, est absolument flasque et on peut le saisir et le soulever facilement sans que, d'ailleurs, le malade accuse aucune douleur.

Lorsque l'atrophie existe déjà, et c'est ce qui a presque toujours lieu, ces phénomènes, on le comprend, sont encore plus accusés; on trouve alors, à la mensuration, une diminution sur la circonférence du membre qui, dans les cas ordinaires, varie entre deux et quatre centimètres, mais qui peut aller parfois beaucoup plus loin et dépasser sept et même dix centimètres. Le triceps est alors réduit à une mince couche à travers laquelle on arrive facilement sur le fémur et tel est, dans certains cas, le degré d'atrophie qu'il a subie qu'il est difficile de le distinguer des tissus qui le recouvrent.

Habituellement la lésion semble porter également sur les trois portions du muscle; parfois, cependant, et nous ne saurions donner de ce fait une explication suffisante, elle est surtout accentuée au niveau du droit antérieur ou du vaste interne, jamais du vaste externe.

Quoiqu'il en soit, et c'est là un point sur lequel nous insistons, le triceps est envahi d'emblée dans toute sa longueur, et, quelle que soit l'époque à laquelle on pratique la mensuration, toujours on constate que la diminution est, pour le moins, aussi accentuée à la partie supérieure de la cuisse qu'à sa partie inférieure. Ce fait qu'on observe également au bras et à l'avant-bras, partout, en un mot, où ce mode d'exploration est applicable, est des plus intéressants. Il suffirait, à lui seul, pour montrer qu'il s'agit bien d'une lésion de la nutrition en elle-même, et non pas, comme l'ont pensé quelques auteurs, d'un travail irritatif propagé des tissus de l'article aux éléments du muscle et entraînant, de proche en proche, des modifications qui, finalement, aboutiraient à l'atrophie.

Nous avons supposé, jusqu'ici, le cas le plus ordinaire, celui où les lésions restent limitées à la cuisse. Lorsqu'elles s'étendent à la jambe, il est facile de les constater à la mensuration, et elles ne présentent rien de particulier à noter, si ce n'est, comme nous l'avons dit, qu'elles sont toujours beaucoup moins accentuées que sur le segment primitivement affecté.

Jamais, chez les nombreux malades que nous avons examinés, la peau et le pannicule adipeux sous-cutané ne nous ont paru présenter d'altération bien évidente, et nous n'avons pas encore rencontré cet épaississement du tégument signalé par M. Collette (1).

Les seules modifications que nous ayons observées deux fois, consistaient en un œdème voisin de la jointure malade, œdème peu étendu, d'ailleurs, et n'ayant eu qu'une durée passagère.

Nous ne saurions donc dire, au juste, ce qu'il faut penser de la polysarcie sous-cutanée mentionnée par cet auteur et regardée par lui comme intimement liée à l'atrophie des muscles. C'est là, d'ailleurs, un point sur lequel nous nous sommes expliqué en partie dans notre premier chapitre. Nous ajouterons seulement que, dans une, au moins, des observations rapportées par M. Collette, il nous semble difficile d'admettre autre chose que cette induration et cette infiltration plastique si souvent observées dans les membres à la suite des tumeurs blanches anciennes. Chez ce malade, en effet, six mois après une ostéo-arthrite du genou terminée par une ankylose incomplète, il est dit que : « le membre tout entier est d'un rouge violacé qui rappelle les teintes de l'érythème pernio. Il semble froid. Les poils sont devenus très-rares.... La peau semble toujours très-épaisse; mais sa densité est remarquable, tant elle résiste

(1) Thèse. Loc. cit.

au doigt ; il est plus difficile aussi de la mouvoir. »

Cependant, cet épaississement du pannicule sous-cutané est mentionné aussi par le Dr Rendu dans une des observations si complètes qu'il a bien voulu nous communiquer (observ. XXIII) ; et cela seul, nous l'avouons, suffirait à nous imposer de grandes réserves sur ce point. Il s'agissait, chez sa malade, d'un rhumatisme articulaire aigu généralisé, devenu mono-articulaire et terminé par une arthro-synovite fongueuse du poignet. Les muscles de l'avant-bras étaient en grande partie atrophiés, « mais, par contre, la peau est plus épaisse, le tissu cellulo-adipeux sous-cutané plus dense par rapport au côté opposé. Enfin, les poils de l'avant-bras et du dos de la main se sont développés au point de simuler complètement une apparence masculine, tandis que, du côté gauche, ils sont à l'état de poils follets. »

Quoiqu'il en soit, ces faits doivent être rares, à moins, cependant, qu'il s'agisse là d'une lésion propre au rhumatisme aigu. Ce que l'on observe plutôt, dans les cas anciens, c'est une sécheresse inusitée de la peau et une sensation de refroidissement plus ou moins accentuée, comme dans les observations II et VI déjà signalées ou comme chez la malade du Dr Geoffroy (observation X).

Pour en finir avec ce qui a trait aux symptômes physiques, nous allons passer rapidement en revue les autres articulations, et voir comment se comporte l'atrophie au niveau de chacune d'elles.

Du poignet et du coude, nous ne dirons que peu de chose. L'amoindrissement de l'avant-bras ou du bras se constate par le même procédé que plus haut, et, dans ces cas aussi, la lésion paraît porter principalement sur les extenseurs. Cependant, dans une des observations de Rendu, l'atrophie avait envahi également les interosseux et les muscles de l'éminence thénar. Il en était de même dans un des cas du Dr Anstie rapporté par M. Sabourin.

Lorsque l'affection siége au pied, ce sont les muscles du mollet qui sont surtout atteints ; une fois, cependant (obs. XXIV), l'atrophie était plus marquée sur les péroniers.

A la hanche, ce sont les fessiers qui s'atrophient d'abord, mais pour peu que la maladie continue, la cuisse et quelquefois même la jambe ne tardent pas à se prendre également. On devine aisément l'aspect que peut présenter le membre dans ces cas ; nous n'insistons pas sur ce point.

L'atrophie des muscles de l'épaule nous arrêtera davantage car elle donne lieu à des considérations qui ne laissent pas que d'être intéressantes.

Ce n'est pas, d'ailleurs, qu'au point de vue des signes objectifs, l'atrophie d'origine arthropathique diffère ici de celle produite par toute autre cause ; et quand nous aurons rappelé l'aplatissement de l'épaule, la saillie exagérée de l'acromion et l'amincissement du deltoïde à travers lequel on arrive facilement sur la tête humérale, nous aurons donné une idée suffisante de la déformation qu'on observe habituellement dans le cas qui nous occupe.

Nous ne pensons pas, non plus, qu'il faille insister sur les caractères qui distinguent cette atrophie de la luxation avec laquelle, à un examen très-superficiel, sans doute, on l'a quelquefois confondue.

Par contre, nous signalerons d'une façon toute spéciale l'atrophie du deltoïde qu'on observe si souvent à la suite des contusions de l'épaule, et celle non moins fréquente, consécutive aux luxations de cette articulation. C'est là un point de la pathologie chirurgicale encore mal élucidé, bien qu'on l'ait maintes fois étudié, et des opinions très-diverses et, en général, peu satisfaisantes ont été émises pour expliquer la production de cette atrophie localisée. Telles sont, entre autres, la contusion du circonflexe, surtout invoquée depuis J.-L. Petit et Boyer, la commotion nerveuse de Malgaigne et la lésion directe, l'altération du tissu musculaire, admise, pour quelques cas, par M. Empis. Or, s'il est possible d'admettre que ces hypothèses, la première et la dernière, surtout, peuvent s'appliquer à certains cas, il faut bien reconnaître que dans la plupart des autres on ne saurait les appuyer sur des preuves solides et que, trop souvent, elles n'ont été invoquées qu'à défaut d'explication meilleure.

Enfin, quelle raison donnera-t-on de ces paralysies avec atrophie survenant dans les muscles de l'épaule, à la suite d'une chute sur le coude ou sur la main étendue ? Ces faits sont signalés par plusieurs observateurs, par notre excellent maître M. Panas, entre autres, dans son savant article du dictionnaire (1), et, bien que nous n'en possédions qu'une observation, tout nous porte à croire qu'ils ne sont pas très-rares.

N'est-il pas bien rationnel d'admettre que, dans beaucoup de ces cas, une inflammation, même légère, de la jointure, a pu se produire et donner lieu à cette atrophie qu'on observe si souvent, pour ne pas dire constamment, au niveau des autres articulations, et, à l'épaule même, dans toutes les autres variétés d'arthrites ?

Pour nous, nous adoptons pleinement cette

(1) Panas, art. Epaule. Nouveau dictionnaire de méd. et de chirurg. pratiques, t. XIII. Paris 1870.

manière de voir, et, tout en admettant que, par fois, l'atrophie puisse dépendre d'une des causes généralement invoquées, nous restons convaincu que, le plus souvent, il faut la rattacher à l'arthrite résultant du traumatisme.

L'observation suivante que nous avons recueillie dans le service de M. le professeur Le Fort est un exemple très-net d'atrophie survenue rapidement dans ces conditions.

Elle est, en outre, intéressante au point de vue du résultat obtenu par le traitement.

Bien que celui-ci n'ait été appliqué que très-imparfaitement et que, par conséquent, la malade n'ait recouvré que tardivement l'intégrité de ses mouvements, la guérison du muscle était complète alors qu'il restait encore des signes évidents d'arthrite.

Ce fait, bien que rare, n'est pas sans analogues, ainsi qu'on le verra dans la suite de nos observations.

Observation IX (personnelle).

Contusion indirecte de l'articulation scapulo-humérale. Atrophie rapide du deltoïde. Guérison tardive par la faradisation.

Maria, domestique, âgée de 23 ans, se présente le 23 juin 1875 à la consultation de M. le professeur Le Fort à l'hôpital Beaujon.

Il y a huit jours, elle a fait une chûte sur le coude gauche et a ressenti aussitôt dans tout le membre une douleur très-vive. Celle-ci s'est bientôt localisée à l'épaule et toute espèce de mouvement est devenu impossible.

Dès le lendemain, la région était notablement tuméfiée ; la peau même, au dire de la malade, était un peu rouge.

Vers le sixième jour, le gonflement disparut et les douleurs diminuèrent, malgré cela, cependant, les mouvements restaient très-difficiles et s'accompagnaient, en outre, de craquements abondants.

Elle vit alors un médecin qui crut à une luxation et qui l'adressa à M. le professeur Le Fort.

L'examen de cette malade, à son entrée, permet de constater les particularités suivantes :

L'épaule gauche présente une diminution de volume et un aplatissement remarquables.

L'acromion fait une saillie très-apparente au-dessous de laquelle on peut enfoncer le doigt et sentir la tête humérale. Mais les surfaces articulaires ont conservé leurs rapports normaux, l'axe du bras n'est pas dévié, et l'on peut imprimer au membre des mouvements qui sont douloureux, mais qui jouissent de presque toute leur étendue. En un mot il n'existe pas de luxation.

Pendant cette exploration, la main, appliquée sur l'épaule, perçoit des froissements nombreux plutôt que de véritables craquements. La pression est mal supportée dans toute la région, mais elle est particulièrement douloureuse au niveau de l'extrémité acromiale.

Le deltoïde a subi une atrophie considérable, il est réduit à une mince couche à travers laquelle on arrive de suite sur les parties sous-jacentes. La contractilité volontaire est aussi très-amoindrie et la malade peut à peine conserver son bras étendu pendant quelques instants.

M. Le Fort prescrivit le traitement électrique qu'il emploie d'ordinaire dans ces atrophies : une séance de faradisation tous les deux ou trois jours et l'application pendant la nuit d'un courant continu.

Mais ses conseils ne furent suivis qu'en partie, et l'on se borna à la faradisation qui fut pratiquée tous les jours pendant deux mois environ.

Au bout de ce temps, la malade, non guérie, revint à l'hôpital, et M. Th. Anger, qui suppléait alors le professeur Le Fort, l'admit au traitement externe.

Le muscle n'avait repris qu'en partie son volume, et l'impuissance du bras restait à peu près aussi accentuée.

Pendant un mois la malade vint se faire électriser régulièrement tous les jours ; ensuite, elle ne se présenta plus que très-irrégulièrement.

Le 20 octobre, nous avons pu l'examiner de nouveau. L'épaule a recouvré sa forme et son volume. Le deltoïde est épais, résistant, et se contracte énergiquement, aussi bien sous l'influence de la volonté que par la faradisation. Cependant il existe encore des signes évidents d'arthrite ou tout au moins de périarthrite. Les mouvements forcés, surtout ceux d'abduction, sont pénibles et s'accompagnent de craquements ; la pression sur l'extrémité de l'acromion est encore douloureuse et s'il faut en croire la malade, la peau à ce niveau deviendrait parfois subitement le siége d'une rougeur diffuse assez intense.

Quoiqu'il en soit, cette jeune fille a repris son service et elle se livre chaque jour à des travaux assez fatigants.

Passons maintenant à l'étude des symptômes fonctionnels et disons, tout d'abord, quelques mots des modifications que présente parfois la contractilité électrique dans les muscles atrophiés. Le plus habituellement, elle reste intacte, et cela même alors que les lésions sont très-anciennes ; dans certains cas, cependant, elle est diminuée et les muscles répondent moins énergiquement que ceux du côté opposé à l'excitation faradique.

Ainsi chez un de nos malades (obs. XX), un mois environ après le début d'une arthrite traumatique du genou, il existait une atrophie très-marquée de la cuisse et un affaiblissement notable de la contractilité électrique : « Le triceps ne répond pas à une excitation faible, mais suffisante pour faire contracter les muscles de la cuisse saine. En employant un courant plus intense, on obtient des contractions assez énergiques ; mais, tandis qu'à droite, elles sont instantanées, à gauche, elles ne se montrent qu'un certain temps après l'application des réophores. »

Ce fait est mentionné également dans l'observation que nous a communiquée notre ami et collègue Robin (obs. XXII). Dans ce cas, à la vérité, il s'agissait d'une hydarthrose remontant à deux ans, mais on peut admettre, cependant, que les lésions musculaires ne présentaient pas de gravité exceptionnelle, puisque le malade soumis à un traitement régulier fut rapidement amélioré.

De même, chez le malade déjà signalé du professeur Le Fort, il existait, en même temps qu'une paralysie complète des muscles postérieurs de l'avant-bras, une diminution très-marquée de la contractilité électrique. Ceux-ci répondaient à peine à l'excitation faradique lorsque les réophores étaient appliqués sur l'avant-bras ; au contraire, ils se contractaient sensiblement mieux lorsque l'un des réophores étant appliqué sur l'avant-bras, l'autre était placé sur le médian, le radial ou le cubital. Dans ce cas encore, la guérison eut lieu rapidement.

Le fait suivant, que nous devons à l'obligeance de notre excellent ami le Dr Geoffroy, est encore un exemple très net de cet affaiblissement de la contractilité électrique. Il est, en outre, bien propre à démontrer que ce symptôme n'a pas, dans ces cas au moins, de signification fâcheuse, puisque, malgré la gravité et la longue durée des lésions de la jointure, les muscles ont pu reprendre en peu de temps leur force et leur volume.

Observation X.

La malade qui fait le sujet de cette observation est une jeune fille de 12 ans à laquelle M. le Dr L. Labbé donnait ses soins pour une coxalgie dont le début remontait à un an environ.

Nous n'insisterons pas sur les symptômes de l'affection articulaire qui ne présentait rien de particulier : La malade n'a jamais été complétement alitée ; les douleurs peu vives au repos, s'exagéraient par les mouvements. La cuisse était à demi fléchie sur le bassin, mais pouvait être ramenée à l'extension presque complète après l'anesthésie par le chloroforme. Enfin il n'existait autour de l'articulation ni abcès ni fistules.

La cuisse et la fesse du côté affecté étaient le siége d'une atrophie assez marquée pour que M. le Dr L. Labbé crut devoir la combattre par un traitement spécial et, dans ce but, il adressa la malade au Dr Geoffroy.

La cuisse présente, surtout à sa partie supérieure, une réduction de volume très-apparente. La mensuration donne une diminution de un centimètre et demi à la partie moyenne et de trois centimètres à la partie supérieure. Les muscles de la fesse ont subi aussi une atrophie manifeste, mais elle ne saurait être évaluée numériquement.

Exploration électrique. — 1° par la faradisation, on obtient des contractions bien plus faibles dans le triceps et le tenseur du *fascia lata* du côté malade que dans ceux du côté sain. Il en est de même pour les muscles fessiers. Quant aux muscles de la région postérieure et aux adducteurs, ils n'ont rien perdu de leur contractilité.

2° Par l'excitation galvanique, on provoque également des contractions moins énergiques dans les muscles atrophiés, mais la différence est moins accusée que dans le premier cas.

Le traitement consista dans l'emploi des courants induits alternant avec des courants galvaniques. Tous les deux jours une séance de faradisation, et, les jours intermédiaires, application pendant dix minutes environ, d'un courant continu descendant de 20 à 25 éléments *Trouvé*. Le pôle négatif était placé sur le droit antérieur, le pôle positif, tantôt sur la région lombaire, tantôt au niveau de l'échancrure sciatique.

Au bout de trois semaines, les muscles étaient revenus à leur état normal et ne présentaient plus aucune différence avec ceux du côté sain, sous le rapport de la contractilité électrique. En outre, la peau qui était sèche et squameuse avait repris son aspect habituel.

Quant aux symptômes fonctionnels proprement dits, ils sont, ainsi qu'on l'a vu plus haut, essentiellement caractérisés par une diminution plus ou moins accentuée de la contractilité volontaire et, partant, par une gêne plus ou moins marquée dans l'accomplissement des mouvements. Ils varient, non-seulement pour chaque articulation, suivant que tels ou tels muscles sont plus spécialement affectés, mais encore, et cela se comprend, suivant que les lésions atrophique et paralytique sont elles-mêmes plus ou moins accusées.

C'est là ce qu'on en peut dire de plus général, et l'étude que nous avons faite de chacun de ces phénomènes en particulier, nous dispense d'entrer dans de plus longs développements à cet égard. Nous ne pourrions, d'ailleurs, que répéter ici ce que nous avons dit plus haut : qu'il s'agisse d'une paralysie atrophique liée à une maladie articulaire ou à toute autre cause, il est bien évident que ses symptômes en eux-mêmes restent constants pour chaque région, et ce serait nous éloigner de notre sujet que de revenir sur une description qu'on trouve dans la plupart des ouvrages spéciaux.

Ce qu'il nous faut étudier, surtout, c'est la marche habituelle de ces lésions musculaires. Il nous faut montrer comment, dans la plupart des cas, elles s'accroissent tant que dure la maladie articulaire ; comment, enfin, même après la guérison de cette dernière, on les voit persister, entraînant avec elles des troubles fonctionnels d'une durée en quelque sorte illimitée, et dont la connaissance, seule, peut guider le chirurgien dans le choix d'un traitement rationnel.

La parésie et l'atrophie se manifestent, ainsi que nous l'avons dit, dès les premiers jours de l'affection; mais il est rare qu'à cette époque elles attirent l'attention, car les troubles fonctionnels auxquels elles pourraient donner lieu se confondent le plus souvent avec ceux de la maladie articulaire. La douleur qu'on observe généralement dans ces cas, suffit à expliquer l'impotence du membre, et, tant que les malades restent confinés au lit, on comprend que rien ne vienne révéler au chirurgien l'existence de ces lésions musculaires.

Cependant, il n'en est pas toujours ainsi, et, dans certains cas, on peut constater, dès le début même, une disproportion évidente entre les signes tirés de la jointure et l'intensité des troubles fonctionnels. Assez souvent, des malades se présentent à la consultation, affectés d'une hydarthrose du genou peu ou pas douloureuse, remontant à quelques jours seulement, et qui, cependant, peuvent à peine marcher ou gravir quelques marches d'escalier. Ce fait n'est pas très-rare et il n'est certes pas de chirurgien qui ne l'ait plusieurs fois observé. Or, que l'on examine le triceps crural et, dans tous ces cas, on pourra se convaincre qu'il a subi une atrophie très-manifeste et qu'il a perdu, en partie, ou même totalement, la faculté de se contracter.

Plusieurs des exemples que nous avons rapportés dans le cours de cette étude viennent confirmer pleinement cette assertion, sur laquelle nous ne croyons pas devoir insister.

La marche de l'atrophie est essentiellement progressive; une fois développée, elle tend à s'accroître de jour en jour et, le plus souvent, nous l'avons dit, elle persiste après la guérison de l'affection articulaire. Parfois, cependant, mais exceptionnellement, elle peut n'avoir qu'une durée passagère et ne constituer alors qu'un épiphénomène sans importance.

Cela ne se voit que dans les arthrites de peu de gravité, et dans celles, surtout, dont la guérison est survenue très-rapidement.

C'est ainsi que chez le malade qui fait le sujet de notre première observation, la paralysie, bien qu'elle fût complète au début, et l'atrophie, se sont bientôt amendées et ont disparu spontanément au bout de trois semaines, l'arthrite ayant elle-même évolué dans ce court espace de temps.

Dans le cas suivant, nous allons également assister à la décroissance rapide et à la guérison simultanée de l'arthrite et des lésions musculaires :

Observation XI (personnelle).

Hydarthrose rhumatismale du genou. Atrophie rapide et passagère du triceps correspondant.

D..., âgé de 43 ans, entre le 18 novembre 1875 dans le service de M. le Dr Cruveilhier, à l'hôpital Saint-Louis, salle Sainte-Marthe n° 14.

Il donne sur son état les renseignements suivants :

D'une assez bonne santé habituelle, n'ayant jamais fait de maladie sérieuse, il a eu, étant soldat, quelques attaques de rhumatisme musculaire après avoir couché plusieurs nuits à terre ; depuis cette époque, il est resté sensible aux refroidissements et il a eu souvent à souffrir du retour des mêmes accidents.

Il y a un mois environ, il ressentit dans la cuisse droite des douleurs assez vives, les muscles étaient sensibles à la pression et la marche pénible ; il dut garder le repos pendant une semaine. Peu après, les douleurs envahirent la hanche gauche qui devint en même temps le siége de quelques craquements. Enfin, il y a huit jours, il s'aperçut que le genou du même côté avait augmenté de volume. Comme il n'en souffrait que très-peu, il continua de vaquer à ses occupations. Mais bientôt le gonflement augmenta, les mouvements devinrent plus gênés et le malade dut entrer à l'hôpital.

Actuellement. — Le genou gauche est notablement plus gros que celui du côté opposé ; il forme une tumeur arrondie, fluctuante. La rotule est soulevée par un épanchement abondant, et l'on obtient facilement le choc caractéristique.

Au repos, le genou est indolent, mais les mouvements, surtout ceux de flexion forcée, ne laissent pas que d'être douloureux. En outre, pendant cette exploration, la main, appliquée sur la région, perçoit des froissements abondants et quelques craquements plus rudes. Le malade, qui a conscience de ce phénomène, dit qu'il l'a observé dès le début de son hydarthrose.

Les autres articulations sont saines.

La cuisse, du côté affecté, est le siége d'un amaigrissement très-marqué ; les muscles sont flasques et ne font plus sous la peau leur relief habituel. L'atrophie semble porter surtout sur le droit antérieur à travers lequel on arrive facilement sur le fémur.

La contractilité volontaire est aussi notablement diminuée et le malade peut difficilement maintenir son membre soulevé pendant quelques instants.

La peau a conservé ses caractères et le pannicule adipeux sous-cutané ne présente pas de modification appréciable.

La mensuration donne les résultats suivants :

	côté droit	côté gauche.
Genou	37	39
Cuisse à 10 cent. de la rotule	41,5	40
— à 20 —	49	46
— à 30 —	51,5	48,5
Jambe à la partie moyenne	34	34

Prescription, — Repos au lit, teinture d'iode.

26 novembre. L'état de la jointure est amélioré ; néanmoins il reste encore du liquide et les craquements persistent. L'atrophie est moins accentuée : la mensuration pratiquée dans les mêmes points que précédemment ne donne plus qu'une différence de un centimètre à la partie inférieure, deux et demi à la partie moyenne et trois à la partie supérieure.

La circonférence des jambes reste la même.

3 décembre. L'amélioration continue, l'épanchement est résorbé en grande partie, la douleur a disparu, seuls les mouvements de flexion forcée causent encore quelque gêne.

L'atrophie, quoique moins prononcée, persiste et reste limitée à la cuisse, qui offre encore une diminution de un centimètre à la partie inférieure et de deux centimètres dans le reste de son étendue.

10 décembre. Le malade, complètement guéri, est envoyé à Vincennes.

Il n'existe plus trace de liquide dans l'articulation, la cuisse a repris sa force et son volume.

Le malade se lève une partie de la journée et n'éprouve plus qu'un peu de gêne pour monter les escaliers.

Mais ce ne sont là, nous venons de le dire, que des faits exceptionnels ; et il suffit de jeter un coup d'œil sur le reste de nos observations pour voir que, dans l'immense majorité des cas, les lésions suivent une tout autre marche et apportent une entrave autrement sérieuse au rétablissement des fonctions dans le membre affecté.

Survenant très-peu de temps après l'apparition de l'arthrite, si même elle ne débute pas avec elle, l'atrophie s'accroît d'abord très-rapidement, ce qui correspond évidemment au plus d'acuité des phénomènes articulaires, puis plus lentement, mais d'une manière continue, lorsque ceux-ci se sont amendés. Pour peu que l'arthrite se prolonge, les lésions s'étendent aux muscles voisins; elles finissent même, ainsi qu'on l'a vu plus haut, par envahir le membre tout entier, lorsque celle-ci est très-ancienne.

D'autres fois, et cela n'est pas rare, l'atrophie, après s'être accrue ainsi pendant quelque temps, paraît s'arrêter, bien qu'il existe encore des signes non douteux d'arthrite ; mais elle reste alors stationnaire et n'offre, en général, aucune tendance à la guérison spontanée.

On comprend sans peine toute l'importance des troubles fonctionnels qu'entraîne un tel état des muscles. Au membre inférieur surtout, et plus particulièrement à la suite de l'hydarthrose du genou qui est si fréquente, rien n'est plus commun que de voir des malades pouvant à peine marcher et réduits à une impotence presque absolue, bien qu'il ne reste plus du côté de l'article que des signes à peine marqués d'inflammation.

L'épanchement a presque disparu, les douleurs sont nulles, à peine reste-t-il quelques froissements et un peu de sensibilité dans les mouvements forcés, et cependant le malade ne peut faire quelques pas sans être obligé de s'arrêter; il ne peut gravir un escalier, et lui-même, d'ailleurs, accuse le plus souvent une extrême faiblesse du membre affecté.

Ce court aperçu, si sombre qu'il paraisse, n'a rien d'exagéré, cependant, et nous sommes persuadé qu'il éveillera chez bien des chirurgiens le souvenir de faits analogues.

C'est alors que, méconnaissant la véritable cause de ces troubles si sérieux et si persistants, on insiste, mais sans succès, sur le traitement de l'arthrite, tandis que, en quelques jours, en quelques semaines, on peut, dans la plupart des cas, rendre au membre sa force et son volume, par l'usage combiné de la faradisation et des courants continus faibles et permanents tels que les emploie M. le professeur Le Fort.

Mais combien sont plus importantes encore cette atrophie et cette parésie des muscles, lorsqu'on les voit persister longtemps après la guérison de l'arthrite, alors qu'il n'existe plus trace d'épanchement et que les douleurs ont absolument disparu !

Ces faits, à vrai dire, sont rares à l'hôpital, où les malades sont, le plus souvent, congédiés dès que les phénomènes du côté de la jointure, ont disparu. Mais ils sont fréquents dans la pratique de la ville, et notre savant maître a bien voulu nous en communiquer de nombreux exemples.

Nous rapporterons bientôt ces observations si intéressantes, et nous aurons encore à les signaler d'une façon toute particulière dans notre chapitre consacré à la thérapeutique.

Il nous reste, pour être complet, à dire quelques mots du diagnostic et du pronostic. Le premier, en tant qu'il ne s'agit que de constater le phénomène, est, dans tous les cas, très-facile ; et une fois que l'attention est éveillée sur la possibilité de ces lésions atrophiques, on ne saurait les méconnaître. Nous n'insistons pas sur les procédés à employer pour apprécier la diminution de volume des membres ; la mensuration à l'aide d'un ruban métrique est, de tous, le plus simple et le meilleur. Il faut, cependant, que cette exploration soit faite avec soin et pratiquée, autant que possible, par le même observateur sur le même malade. On comprend, en effet, que, suivant le degré de constriction exercée sur le membre, on puisse arriver à des résultats un peu différents, et il n'est pas rare d'observer entre les mesures prises en dehors de ces conditions, un écart de un demi-centimètre et même plus.

Mais il ne suffit pas d'avoir constaté la coïncidence de l'atrophie et de la maladie articulaire, il faut pouvoir les rattacher l'une à l'autre. Or, cela est facile dans la plupart des cas, et, depuis que notre attention est éveillée sur ce point, nous n'en avons pas encore rencontré où l'hésitation fût permise.

Nous n'ignorons pas, cependant, que des arthropathies peuvent survenir dans le cours d'affections nerveuses très-diverses, centrales ou périphériques ; et l'on pourrait se demander, dès lors, si parfois l'atrophie et l'arthrite elle-même ne sont pas une manifestation d'un état pathologique quelconque du système nerveux.

Discuter plus avant ce point de la question, nous entraînerait beaucoup trop loin. Il nous faudrait, non-seulement, établir les caractères différentiels des arthropathies d'origine nerveuse, mais encore, insister sur les symptômes propres à chacune de ces affections des centres ou des nerfs. On comprend que nous ne puissions entrer dans de pareils développements, et nous renvoyons, pour tout ce qui a trait à ce sujet, aux ouvrages nombreux publiés sur la matière.

A l'égard du pronostic, il importe, tout d'abord, de distinguer les malades soumis à un traitement régulier, approprié, de ceux chez lesquels l'affection reste livrée à elle-même.

D'une manière générale, il est bénin chez les premiers ; et nous verrons au chapitre consacré à la thérapeutique, que, dans la plupart des cas, sinon dans tous, les muscles, sous l'influence de l'électricité, recouvrent facilement et rapidement leur force et leur volume. Chez les seconds, au contraire, il est toujours beaucoup plus sérieux, et cela s'explique suffisamment par ce que nous avons dit de la marche habituelle de ces lésions atrophiques et de leur durée, en quelque sorte indéfinie. Le plus ordinairement, en effet, les malades conservent pendant fort longtemps, quelquefois même toujours, une impuissance très-marquée du membre, et une gêne notable dans l'accomplissement de certains mouvements. Peut-être même, à la longue, et cela surtout lorsque les altérations de la jointure sont graves et persistantes, les muscles pourraient-ils subir la transformation graisseuse, au quel cas les fonctions du membre seraient à jamais compromises.

Parfois, cependant, sous l'influence de l'exercice seul, on voit l'atrophie diminuer peu à peu et les troubles fonctionnels s'amender en proportion ; mais cette heureuse terminaison n'a lieu, dans tous les cas, que très-tardivement, et le plus souvent, même, elle n'est qu'incomplète. Rien n'est plus fréquent, en effet, que de rencontrer des individus qui, plusieurs années après la guérison d'une arthrite, d'une hydarthrose du genou, par exemple, se plaignent encore de la faiblesse de leur membre et ne marchent qu'avec difficulté.

Observation XII (du professeur Le Fort).

Hydarthrose d'origine traumatique. Traitement continué sans résultat pendant trois mois. Atrophie du triceps. Guérison rapide par le courant galvanique permanent et la faradisation.

M. Ch..., papetier, âgé de 35 ans environ, à la suite d'une chute faite le 31 mars 1874, vit survenir un gonflement notable du genou et une grande gêne dans la marche. Le Dr O..., appelé à lui donner des soins, constata l'existence d'une hydarthrose qu'il combattit par les moyens ordinaires : compresses résolutives, puis vésicatoires, teinture d'iode. La persistance du mal fit conseiller le repos absolu et l'application d'un appareil inamovible.

Sous l'influence de ce traitement, l'épanchement disparut, mais la gêne des mouvements et l'impossibilité de se livrer à la marche restèrent les mêmes. M. L. Le Fort, appelé auprès du malade en juillet 1874, constata la disparition complète de l'épanchement, mais l'existence d'une atrophie des plus marquées des muscles antérieurs de la cuisse. Ceux-ci restaient absolument inertes, quelque effort que fît le malade pour les mettre en contraction. M. Le Fort prescrivit les bains froids et les douches froides, l'excitation faradique des muscles de la cuisse, tous les jours pendant quelques minutes, et l'application, pendant toutes les nuits, d'un courant galvanique d'une pile de quatre éléments Morin au sulfate de cuivre. Le pôle positif était placé au pli de l'aine et le pôle négatif sur le mollet. Quinze jours de ce traitement amenèrent une amélioration notable; au bout de peu de temps, le malade put se livrer à la marche, et, après un mois, la guérison étaitcomplète. La cuisse malade était encore un peu moins musclée que la cuisse saine, mais les mouvements avaient repris toute leur force et toute leur étendue.

Observation XIII (du professeur Le Fort).

En 1873, vers le mois d'octobre, je fus appelé auprès de Mlle de B..., atteinte d'une hydarthrose rhumatismale légère du genou droit. J'employai le traitement ordinaire : repos, bandage compressif, badigeonnages iodés.

Au bout de quinze jours, le liquide était résorbé, et, croyant la guérison assurée, je cessai de voir la malade.

Je fus rappelé auprès d'elle au commencement de l'année 1874, et j'appris avec étonnement que la guérison sur laquelle j'avais compté n'avait pas été obtenue. Mlle de B... me dit ne pouvoir marcher qu'avec beaucoup de peine et de fatigue; le membre droit la soutenait à peine, et l'ascension d'un escalier était des plus difficiles.

J'examinai avec soin le genou, il n'y avait plus aucune trace d'hydarthrose; mais en recherchant la cause de cette faiblesse du membre, je fus frappé de la flaccidité des muscles de la cuisse droite, lesquels ne se contractaient pas, ou ne se contractaient que très-peu sous l'influence de la volonté. Le volume du membre était notablement diminué et l'atrophie portait surtout sur les muscles antérieurs de la cuisse. Les résultats obtenus antérieurement par moi au moyen des courants continus faibles et permanents, m'engagèrent à en prescrire l'application. Mlle de B.... se soumit pendant chaque nuit à l'influence d'un courant de quatre éléments au sulfate de cuivre de Morin-Chardin, le pôle positif appliqué à la racine de la cuisse et le pôle négatif placé, tantôt sur le mollet, tantôt sur les parties latérales du genou. En même temps, j'eus recours, deux fois par semaine, à la faradisation des muscles antérieurs de la cuisse. L'amélioration fut prompte et se manifesta en quelques jours. Après trois semaines de ce traitement, Mlle de B... avait recouvré la solidité et la puissance du membre malade, et elle put faire une très-longue course sans se fatiguer.

La guérison ne s'est pas démentie.

Observation XIV (du professeur Le Fort).

M. le vicomte de S..., âgé de 25 ans environ, attaché à a légation de France à Berne, fut pris, à la suite de courses dans les montagnes, d'une double hydarthrose. Il fut soigné par un de nos confrères de Berne qui prescrivit des applications d'iode et des vésicatoires. Mais, malgré la disparition de l'épanchement, la marche resta très-difficile, le malade était obligé de se servir d'une canne, et il ne pouvait, qu'avec beaucoup de peine, monter ou descendre quelques marches d'escalier.

Cet état durait depuis six mois, lorsque je vis le malade à Paris. Je recherchai et je constatai immédiatement l'atrophie et la parésie du triceps crural ; j'employai les courants continus avec la faradisation. Mais si l'amélioration fut rapide, la maladie était si prononcée que la guérison complète et qui resta permanente ne fut obtenue qu'après un mois de traitement.

Observation XV (du professeur Le Fort).

M. N..., âgé de 55 ans, avait été atteint en 1874 d'une hydarthrose rhumatismale du genou gauche, et la disparition du liquide n'avait pas amené la guérison. Le membre gauche était faible, la marche ne se faisait qu'en boitant, et la flexion s'accompagnait de craquements articulaires. Ici, encore, l'hydarthrose guérie avait laissé subsister une atrophie considérable des muscles de la région antérieure de la cuisse. Les courants faibles et permanents, la faradisation, les douches froides sur le genou amenèrent la guérison. Mais celle-ci se fit attendre plus d'un mois et ne fut tout à fait complète, en raison d'un commencement d'arthrite sèche, qu'après une saison aux eaux d'Acqui, faite trois mois environ après le début du traitement.

Observation XVI (du professeur Le Fort.

Mme N..., âgée de 28 ans environ, d'une constitution délicate, fut traitée en 1875, par mon collègue et ami, le Dr Dechambre, pour une hydarthrose du genou gauche. Sous l'influence du traitement ordinaire, le liquide disparut, mais la marche restait, sinon impossible, du moins très-difficile.

Appelé auprès de la malade par le Dr Dechambre, je constatai l'atrophie qu'on observe après l'hydarthrose guérie, et nous prescrivîmes les courants faibles et permanents, la faradisation et des douches locales. Quelques jours de traitement amenèrent une amélioration d'abord légère, mais qui, au bout de quelques semaines, fit place à une guérison assez complète pour permettre à la malade de marcher comme à l'ordinaire.

Observation XVII (du professeur Le Fort).

M. L..., d'une excellente constitution, âgé de 35 ans environ, fut atteint vers le mois d'avril 1876 d'une hydarthrose du genou. Il fut soigné par mon collègue et ami, le Dr Bucquoy, son médecin ordinaire qui, d'accord avec moi, m'avait remplacé depuis plusieurs années auprès de la famille de ce malade. L'hydarthrose fut traitée par les badigeonnages iodés, le repos, les vésicatoires et la compression; mais la marche restait toujours des plus difficiles, et le malade ne pouvait se livrer à ses occupations ordinaires.

M. Bucquoy s'étant absenté pendant quelques jours, le malade me fit appeler ; je constatai la disparition complète de l'épanchement, mais aussi l'état ordinaire, dans ces cas, des muscles de la cuisse. Je prescrivis mon traitement ordinaire par les courants faibles et permanents appliqués pendant la nuit, et M. Robin, mon interne. fit tous les deux jours une courte séance de faradisation,

Dès les premiers jours, l'amélioration se manifesta, et après quinze jours de traitement, le malade put reprendre ses occupations. Au bout d'un mois la guérison complète était obtenue.

Observation XVIII (du professeur Le Fort).

Rousseau Léon, âgé de 33 ans, charretier, salle Saint-Edmond, nº 24. Ce malade est entré à Lariboisière le 10 avril 1872, pour une hydarthrose aiguë du genou droit.

Le 1er avril, en sautant de sa charrette, il avait éprouvé dans le genou une vive douleur qui, cependant, ne l'avait pas empêché de faire une longue course.

Mais le lendemain il ne put se lever ; le genou était tuméfié et extrêmement douloureux. Il se fit soigner par un pharmacien, et au bout de huit jours, voyant qu'il n'y avait pas d'amélioration, entra à l'hôpital.

Le genou droit est gonflé et l'on constate la présence d'une certaine quantité de liquide ; il y a même un peu d'œdème environnant, surtout à la partie interne. Les douleurs sont très-vives et le malade ne peut tenir sa jambe que dans la demi-flexion.

Ce n'est que le 20 avril que mon attention se porta sur l'état des muscles. La cuisse est amaigrie et aplatie ; en saisissant le triceps fémoral avec la main, on sent qu'il est atrophié et notablement moins volumineux que celui du côté opposé.

J'appliquai les courants continus et je constatai une amélioration rapide. Bientôt le malade put marcher, quoique boitant un peu. Mais comme il était indocile et troublait le repos de la salle, je le renvoyai avant sa complète guérison (20 mai).

OBSERVATION XIX (personnelle).

Hydarthrose du genou. Atrophie et parésie du triceps.

Eugène D..., âgé de 32 ans, entre le 11 janvier 1876 dans le service de M. le professeur Le Fort, à l'hôpital Beaujon, 2ᵉ pavillon, n° 40.

Il y a quelques semaines, à la suite d'un refroidissement, il ressentit quelques douleurs dans le genou gauche qui augmenta rapidement de volume. Puis, comme il continuait à marcher, les souffrances devinrent plus vives, et il dut prendre le lit qu'il garda pendant huit ours.

Au bout de ce temps, il retourna à son travail, mais peu à peu la marche redevint difficile, et il entra à l'hôpital.

Actuellement, 12 janvier. L'articulation est le siége d'un épanchement abondant qui soulève fortement la rotule et distend le cul-de-sac sous-tricipital. La peau a conservé sa coloration habituelle, mais elle est infiltrée et comme empâtée, au niveau du genou.

Les douleurs sont à peu près nulles, et, seuls, les mouvements de flexion forcée déterminent un peu de gêne, en même temps qu'ils s'accompagnent de craquements très-fins.

Cependant, le malade ne marche qu'avec une grande difficulté, et, dès qu'il a fait quelques pas, il est obligé de s'arrêter, à cause, dit-il, de l'extrême faiblesse de son membre qui se fléchit malgré lui.

La cuisse du côté affecté est le siége d'une atrophie très-marquée. Le droit antérieur et le vaste interne qui sont surtout émaciés, sont réduits à une mince couche à travers laquelle on arrive facilement sur le fémur.

La contractilité volontaire a subi une diminution notable. Mais la contractilité électrique reste intacte.

La mensuration donne les résultats suivants :

	côté droit	côté gauche.
Circonférence du genou	39	41
Cuisse à la partie inférieure	42	41
— moyenne	50	47
— supérieure	54,5	51
Jambe à la partie moyenne	38	38

Prescription : Repos au lit, badigeonnages iodés.

15 janvier. Application d'un appareil ouaté qui enveloppe tout le membre.

Le 24. Le malade sort sur sa demande.

Observation XX. (personnelle).

Arthrite traumatique du genou. Atrophie et parésie des muscles de la cuisse. Guérison rapide par le traitement électrique.

L..., âgé de 46 ans, a été transporté le 14 octobre 1875 dans le service de M. le professeur Le Fort, à l'hôpital Beaujon, 2e pavillon, n° 16.

Il venait d'être renversé par une voiture, et, à son entrée, on a constaté une fracture de plusieurs côtes et une contusion violente du genou gauche.

Peu après, il a été pris d'une hémoptysie abondante, et bientôt se sont montrés des signes de pneumo-thorax. mais cette complication n'a pas eu de suites fâcheuses ; aujourd'hui (17 novembre), le malade est presque complétement guéri de ce côté, et il n'éprouve plus qu'un peu de gêne dans les grandes inspirations.

Le genou, au contraire, a été le siége d'une inflammation très-vive qui persiste encore et qui s'est accompagnée d'une atrophie considérable de la cuisse.

C'est à ce point de vue seulement que nous rapportons l'histoire de ce malade :

Dès le lendemain de son entrée à l'hôpital, une large ecchymose envahit la partie interne du genou qui augmenta rapidement de volume et devint le siége d'un épanchement abondant. Les moindres mouvements étaient très-pénibles et la pression sur le condyle interne éterminait de vives douleurs.

Le membre fut immobilisé à l'aide d'une attelle postérieure, mais celle-ci ayant déterminé une petite ulcération du jarret, fut retirée au bout de quatre jours. On fit alors des badigeonnages iodés et, peu après, de la compression ouatée. Un premier appareil ne resta appliqué que trois jours, un autre fut gardé pendant une semaine.

Sous l'influence du repos et du traitement, une amélioration sensible se manifesta ; l'épanchement se résorba en grande partie et les douleurs diminuèrent beaucoup. Mais le malade, malgré la défense qui lui en avait été faite, commença à se lever, et en peu de jours, la tuméfaction se reproduisit,

Actuellement, 17 novembre. Le genou est distendu par un épanchement notable, et l'on obtient aisément le choc rotulien. Le condyle interne sur lequel a porté surtout le traumatisme, forme une tumeur volumineuse au niveau de laquelle la pression est douloureuse. En outre, pendant les mouvements imprimés au membre, on perçoit en ce point des froissements nombreux, très-superficiels et qui semblent dus au frottement de la peau sur les parties sous-jacentes.

Mais ce qui frappe, surtout, dans l'examen de ce malade, c'est l'amaigrissement de la cuisse gauche qui est aplatie, étalée, dépourvue de tout relief musculaire. L'atrophie est surtout prononcée au niveau du droit antérieur et du vaste interne qui sont réduits à une mince couche à travers laquelle on saisit facilement le fémur. Le triceps ne se contracte que très-faiblement et le malade ne peut qu'avec peine maintenir son membre soulevé pendant quelques instants.

Quant à la contractilité électrique, elle a subi une diminution sensible. Le triceps du côté affecté ne répond pas à une excitation faible, mais suffisante pour faire contracter les muscles de la cuisse droite. En employant un courant plus intense, on obtient des contractions assez énergiques, mais tandis qu'à droite elles sont instantanées, à gauche, elles ne se montrent qu'un certain temps après l'application des réophores.

La mensuration donne les résultats suivants :

	côté droit.	côté gauche.
Circonférence du genou	34 c.	36 c.
Cuisse à la partie inférieure	36,5	35
— moyenne	43	40
— supérieure	48	44
Jambe à la partie moyenne	30	30

24 novembre. L'épanchement a diminué et les douleurs ont disparu. L'atrophie est aussi prononcée. On commence le traitement électrique. (Tous les jours une séance de faradisation de 10 minutes, et, pendant la nuit, application d'un courant continu de 2 éléments.)

1er décembre. L'articulation renferme encore un peu de liquide, le condyle interne est toujours gros et sensible à la pression. L'atrophie de la cuisse a un peu diminué, il n'existe plus qu'une différence de un centimètre à la partie inférieure et de deux centimètres dans le reste de son étendue.

8 décembre. L'épanchement est à peine appréciable. Le malade se lève et marche une bonne partie de la journée ; il n'éprouve plus qu'un peu de gêne pour monter les escaliers, et de temps en temps il perçoit des craquements dans le genou.

Par la mensuration, on constate que la cuisse a encore gagné un centimètre à la partie supérieure.

Le 14. On cesse le traitement électrique qui a été régulièrement appliqué tous les jours.

Le 15. Le malade est envoyé à Vincennes à peu près complétement guéri. Le genou est encore un peu gros, mais cela tient surtout au volume du condyle interne. La cuisse a repris sa forme arrondie, les muscles font sous la peau le même relief que du côté sain, et la mensuration ne donne plus qu'une différence de un demi-centimètre à la partie moyenne.

5 janvier 1876. Ce malade à sa sortie de Vincennes est revenu à la consultation. Il est complétement guéri et il

n'existe plus la moindre différence entre les deux membres inférieurs.

OBSERVATION XXI (tirée du mémoire sur les courants continus faibles et permanents de M. le professeur Le Fort).

Entorse du poignet et des articulations carpo-métacarpiennes du côté droit. Paralysie des muscles de la main et de l'avant-bras.

Le nommé Victor G..., âgé de 18 ans, tapissier, entra à l'hôpital Lariboisière le 8 janvier 1872. Environ quinze jours auparavant, à la suite d'un mouvement exagéré de torsion de la main pour soulever un meuble un peu lourd, il ressentit un craquement dans le poignet, accompagné d'une vive douleur, et il lui fut dès lors impossible de travailler. On lui fit des applications d'eau blanche et d'eau-de-vie camphrée, et l'on pratiqua même sur la face dorsale de la main une incision superficielle qui donna issue à un peu de sérosité louche.

A l'arrivée du malade, je constate un œdème général de la main, un empâtement considérable ayant son centre au niveau de l'articulation du deuxième métacarpien avec le carpe, et une vive douleur à ce niveau, très-augmentée par la pression. Je me bornai à faire appliquer un bandage compressif et un badigeonnage iodé.

Deux jours après (10 janvier), l'œdème et la douleur commencent à diminuer, et l'amélioration continue les jours suivants sous l'influence des mêmes moyens auxquels j'ajoute le massage.

Le 20 janvier, la douleur a cessé, mais nous constatons que le malade ne peut relever les doigts et que l'avant-bras présente des signes d'amaigrissement et, peut-être même, d'atrophie musculaire.

Le 22, j'essaie l'état de la contractilité musculaire par les courants d'induction. Les muscles répondent à peine lorsque les réophores sont appliqués sur l'avant-bras, ils relèvent sensiblement la main et les doigts lorsque les réophores sont appliqués, l'un sur l'avantbras, l'autre sur le radial ou le cubital, ou le médian.

Jusqu'au 8 février, nous continuons à faire chaque matin une séance de faradisation, mais il n'y a qu'une légère amélioration ; le malade ne peut arriver à fermer complétement les doigts, et l'amaigrissement des muscles de l'avant-bras ne semble pas arrêté.

Le 12 février, j'applique un courant descendant produit par deux couples de la pile Callot-Trouvé. Le pôle positif est appliqué au haut du bras, le pôle zinc ou négatif à la partie inférieure de l'avant-bras ; l'application a lieu au moyen d'une plaque de cuivre d'un diamètre de 8 centimètres environ, posée sur quelques compresses mouillées. Le tout recouvert d'un morceau de taffetas gommé, et retenu en place par quelques tours de bande. Dès le deuxième jour, tout empâtement a disparu au poignet, la roideur articulaire a diminué ; le malade ferme les doigts et relève la main.

Jusqu'au 1er mars, deux éléments ont été constamment appliqués, sauf pendant une demi-journée le jeudi et le dimanche. Deux ou trois fois, en déplaçant l'appareil pour humecter les compresses, le malade a laissé l'un des réophores toucher la peau, ce qui a permis, par électrolyse, la formation de petites eschares superficielles.

Le 6 mars, le malade demande à sortir ; il se juge complétement guéri.

Cependant, si l'intégrité des mouvements est revenue, il reste encore un peu d'atrophie qu'une plus longue application des courants eût fait disparaître. Bien que les muscles de l'avant-bras aient repris depuis les derniers quinze jours une grande partie de leur volume, tout le membre supérieur droit est plus maigre, plus flasque que le gauche et la différence se remarque également pour les muscles des éminences thénar et hypothénar. La force dans les mouvements du poignet et des doigts est moins grande du coté affecté, mais le malade qui apprécie peu ces différences se juge tout à fait guéri et veut aller reprendre ses occupations. Je ne m'oppose pas à sa sortie, car je suis convaincu par expérience que le travail rendra maintenant aux muscles tout leur volume et toute leur énergie.

Observation XXII (par Robin, interne du service).

Hydarthrose du genou gauche. Atrophie très-marquée de la cuisse.

M..., âgé de 27 ans, est entré le 15 janvier 1876 dans le service de M. le professeur Le Fort, à l'hôpital Beaujon, deuxième pavillon, n° 52.

Le début de l'affection remonte à deux ans ; il vit survenir rapidement, à la suite de fatigues, une tuméfaction du genou gauche, tuméfaction accompagnée d'une roideur de l'article qui rendait les mouvements assez difficiles. Aucune douleur, pas de changement de coloration des téguments. Repos absolu. Badigeonnages iodés.

Au bout de peu de temps, il remarqua que la cuisse gauche était moins grosse et plus faible que celle du côté opposé. Après trois semaines de traitement, n'obtenant pas de résultat satisfaisant, il entra à l'hôpital Saint-Antoine. On lui appliqua plusieurs vésicatoires, on lui fit de la compression ouatée. L'épanchement se résorba bientôt et, un mois après il put quitter l'hôpital. Le genou était guéri, mais l'atrophie et la faiblesse du membre persistaient.

Récidive de l'épanchement l'année dernière. Même traitement, même résultat. En outre on le soumit, à l'hôpital, aux courants faradiques pendant 15 jours, pour combattre l'atrophie de la cuisse qui était plus prononcée encore que la première fois. Mais il n'en retira pas de bénéfice notable et quitta l'hôpital marchant toujours aussi difficilement.

Depuis une semaine l'épanchement a reparu et il a dû cesser son travail. Il existe du liquide en quantité très-notable, sans que d'ailleurs les douleurs soient bien accentuées.

Mais ce qui frappe surtout, c'est l'atrophie des muscles

de la cuisse gauche. Celle-ci est flasque, affaissée. L'amaigrissement porte surtout sur le droit antérieur et le vaste interne, mais il est aussi très-marqué sur les muscles postérieurs de la cuisse et sur la jambe.

La mensuration donne, côté droit :

Circonférence de la cuisse à la partie moyenne 39 cent.
— de la jambe à la — 31

Côté gauche :

Circonférence de la cuisse à la partie moyenne 35 cent.
— de la jambe — 28,5

La sensibilité cutanée explorée avec le compas de Weber ne présente aucune modification ; mais la contractilité électrique a subi une diminution notable. Tandis qu'à droite un faible courant suffit pour faire contracter les muscles, à gauche il faut une fois et demie plus de force électrique pour obtenir des contractions.

Prescription : badigeonnages iodés ; compression ouatée. Au bout de de 14 jours, le liquide est complétement résorbé. On institue alors le traitement électrique : tous les deux jours, séance de faradisation de dix minutes ; toutes les nuits, application d'un courant continu de quatre éléments Trouvé. Les pôles sont placés de façon à obtenir tantôt un courant ascendant, tantôt un courant descendant.

Au bout de 15 jours on constate une amélioration notable.

Le 26 février le malade se juge guéri et demande sa sortie.

La jambe a repris tout son volume, il ne reste plus à la cuisse qu'une diminution de un centimètre.

Observation XXIII (du Dr Rendu) (résumée).

Rhumatisme aigu généralisé devenant monoarticulaire et se compliquant d'arthro-synovite fongueuse du poignet. Atrophie notable limitée aux muscles de l'avant-bras. Guérison assez rapide par la faradisation.

Eugénie G..., âgée de 26 ans est amenée le 5 juin à l'hôpital Beaujon dans le service de M. le professeur Gubler.

Cette femme paraît bien constituée, elle n'a pas d'antécédents scrofuleux, et n'a jamais eu de rhumatismes.

Il y a quatre jours, elle a été atteinte, à la suite d'un refroidissement, de douleurs articulaires, de fièvre. A son entrée, elle présente tous les signes classiques d'un rhumatisme aigu de moyenne intensité, intéressant la plupart des jointures du membre inférieur et les poignets ainsi que les épaules.

Au bout d'une douzaine de jours, les phénomènes aigus se sont calmés partout, sauf au niveau du poignet droit qui reste rouge, gonflé, douloureux à la pression.

Le 20 juin, on constate qu'il se fait de l'empâtement autour de l'articulation et que les moindres mouvements sont impossibles à supporter. La malade reste jour et nuit, le bras posé sur son lit, sans oser bouger et poussant des cris dès que la moindre secousse est transmise au poignet. Il ne semble pas douteux, en présence de ces phénomènes, qu'il n'y ait une complication d'athrite de mauvaise nature, tendant à devenir une tumeur blanche et envahissant très-certainement les gaînes synoviales tendineuses et la synoviale articulaire.

L'arthrite est combattue par des applications réitérées de pointes de feu.

Vers la fin d'août, l'aspect du poignet est le suivant : pas de rougeur, mais gonflement persistant des extrémités radio-cubitale et empâtement circonscrit des gaînes tendineuses qui passent derrière le radius, douleur à la pression et dans les mouvements communiqués. Disjonction du radius et du cubitus qui jouent l'un sur l'autre.

Il est noté à cette époque que l'avant-bras droit est beaucoup amoindri ; les muscles sont en grande partie atrophiés, mais, par contre, la peau est plus épaisse, le tissu cellulo-adipeux sous-cutané plus dense par rapport au côté opposé. Enfin les poils de l'avant-bras et du dos de la main se sont développés au point de simuler complètement une apparence masculine, tandis que sur le côté gauche ils sont à l'état de poils follets.

1er octobre. — Les mouvements commencent à se faire mieux ; mais le radius et le cubitus jouent toujours l'un sur l'autre. — Un appareil silicaté est appliqué pendant huit jours.

Le 8 octobre, — L'état des parties est le même. L'atrophie des muscles de l'avant-bras est toujours très-prononcée ; la mensuration comparative des deux avant-bras, pratiquée à 15 centimètres au dessus de l'interligne, donne pour la circonférence du membre droit de 15,5 à 16 centimètres, et pour celle du membre gauche, de 18 à 18,5. Si l'on tient compte de l'épaississement du tissu sous-cutané adipeux, on voit qu'il s'agit là d'une atrophie considérable et qui, certainement, entre en ligne de compte dans la faiblesse potentielle de la malade.

A partir du 10 octobre, la malade est régulièrement électrisée tous les deux jours pendant cinq ou six minutes avec la pile de Gaiffe (tube non tiré), les muscles répondent très-bien, et même, la sensibilité à l'électrisation est très-vive.

Au bout de quelques séances, un mieux notable se fait sentir et les mouvements se font avec plus d'énergie et de précision.

L'électrisation est continuée jusqu'au 14 novembre. A cette époque la malade travaille comme tout le monde, a repris de la force. Le bras droit a sensiblement augmenté de volume. La mensuration des deux avant-bras ne donne plus qu'une différence de un centimètre et demi au détriment du membre affecté.

Observation XXIV (du Dr Rendu) (résumée).

Rhumatisme aigu généralisé devenant subaigu à la suite de l'administration prolongée du sulfate de quinine. Atrophie excessive des muscles extenseurs de l'avant-bras et des muscles de la jambe.

Marie B..., âgée de 24 ans, est entrée le 17 mars 1875, dans le service de M. le professeur Gubler à l'hôpital Beaujon.

Depuis 15 jours, douleurs vagues et courbature. Il y a quatre jours, sans cause occasionnelle, douleur brusque très-vive au niveau du genou, presque immédiatement toutes les articulations se sont prises.

Au bout d'un mois les douleurs n'ont plus l'intensité des premiers jours, mais elles se fixent sur certaines articulations, notamment sur le poignet et le cou-de-pied du côté gauche.

On remarque, six semaines après l'entrée de la malade, un commencement d'atrophie qui va s'accroissant considérablement les jours suivants.

Cette atrophie ne porte pas indistinctement sur toutes les masses musculaires (qui sont cependant manifestement amaigries), elle se localise aux points spéciaux où les gaînes tendineuses sont prises, elle existe aux deux avant-bras et siége sur les extenseurs ; mais tandis que ceux du côté droit sont peu atteints, ce qui correspond à moins d'intensité dans les phénomènes de l'arthrite et de la synovite tendineuse, à gauche, au contraire, l'atrophie est excessive et l'on voit se produire une véritable griffe de la main comme dans les paralysies saturnines ou liées à une myélite chronique. Les interosseux participent à ce travail atrophique ainsi que les muscles de l'éminence thénar, mais dans une moindre proportion.

Au pied, les masses musculaires sont plus atrophiées à gauche qu'à droite, et l'atrophie porte surtout sur les masses musculaires externes, les péroniers.

Au commencement de mai, on essaye de combattre l'atrophie par des frictions, d'abord, puis par l'électrisation. Ces moyens réussissent bien pour les avant-bras, et les muscles reprennent graduellement leur énergie. Mais au pied, la douleur est encore si vive qu'il est impossible de continuer ces divers excitants, une tumeur blanche se déclare à ce niveau et ne guérit qu'après plusieurs applications de pointes de feu.

Observation XXV (du Dr Rendu) (résumée).

Rhumatisme aigu généralisé intéressant les gaînes synoviales du poignet. Persistance des accidents sous la forme subaiguë. Atrophie considérable des masses musculaires, surtout à la région postérieure de l'avant-bras.

Louise G..., âgée de 30 ans, est entrée le 14 avril 1875 dans le service de M. le professeur Gubler, à l'hôpital Beaujon.

Antécédents scrofuleux, cicatrice d'abcès froids sous la mâchoire inférieure. Il y a quatre ans, première attaque de rhumatisme. Reprise depuis trois jours, début par les cous-de-pieds, puis extension rapide aux genoux et à toutes les jointures.

19 avril. — Les douleurs sont calmées, mais les jointures restent tuméfiées. On constate, notamment, un empâtement des synoviales du poignet.

20 mai. — L'amaigrissement est très-prononcé, surtout aux dépens des masses musculaires. Il existe une atrophie notable des extenseurs aux avant-bras, bien que le tissu adipeux soit encore très-épais à ce niveau.

Amélioration progressive.

30 mai. — La malade va bien. Il reste cependant de l'atrophie assez prononcée des muscles interosseux et, surtout, des extenseurs de l'avant-bras droit.

13 juin. — La malade sort guérie.

Observation XXVI (par Muron) (1).

Un homme vigoureux, âgé de 28 ans, a vu persister une hydarthrose du genou gauche, à la suite d'un rhumatisme polyarticulaire. Entré dans le service de M. Verneuil, deux mois après le début des accidents, il présentait encore un épanchement considérable dans la cavité articulaire. Toute la masse du triceps crural gauche était atrophiée et le développement des muscles du côté op-

(1) In thèse Ollivier. Loc. cit.

posé rendait cette diminution de volume encore plus frappante.

Un fragment du muscle affecté ayant été retiré à l'aide du harpon, l'examen microscopique a fait constater les particularités suivantes : Les fibres musculaires enlevées avaient pour la plupart leurs dimensions normales. On n'y voyait aucune strie transversale ou longitudinale ; dans quelques-uns, on rencontrait un assez grand nombre de granulations pâles, peu réfringentes, de nature protéique.

DEUXIÈME PARTIE

CHAPITRE PREMIER.

RECHERCHES EXPÉRIMENTALES.

(Faites au laboratoire de pathologie expérimentale et comparée, sous la direction de M. le professeur Vulpian).

Après avoir envisagé l'atrophie musculaire dans ses rapports avec les maladies des articulations, chez l'homme, nous avons pensé qu'il serait intéressant de poursuivre son étude à l'aide de l'expérimentation, et, dans ce but, nous avons entrepris, sur les animaux, un certain nombre de recherches dont les résultats, ainsi qu'on le verra, sont venus confirmer, dans ce qu'elles ont d'essentiel, les données de l'observation clinique.

Provoquant sur des cobayes, et principalement sur des chiens, des arthrites d'intensité variable, nous avons pu voir que, dans tous les cas, les muscles s'atrophiaient avec une extrême rapidité, et assister, pour ainsi dire, jour par jour, aux progrès de cette dénutrition.

Sacrifiant ensuite les animaux, à des époques plus ou moins éloignées du début de l'affection, nous avons pu nous renseigner exactement sur la nature et l'étendue de ces lésions atrophiques, et apporter ainsi quelques faits nouveaux à l'étude de leur pathogénie.

Désireux de nous rapprocher, autant que possible, des conditions étiologiques le plus souvent observées chez l'homme, nous avions tout d'abord songé à reproduire l'arthrite au moyen de divers traumatismes, tels que l'entorse ou la contusion. Mais nos essais dans ce sens ont constamment échoué, et nous avons dû, pour arriver sûrement à l'inflammation des jointures, agir directement sur les surfaces articulaires, soit à l'aide d'un stylet introduit sous la peau à quelque distance de l'interligne, soit, mieux encore, à l'aide d'injections irritantes faites avec une serigue de Pravaz.

Ainsi qu'on le remarquera, nos investigations n'ont porté que sur deux articulations, celle du genou et celle de l'épaule, qui, seules, se prêtent bien à ce genre d'opération; partout ailleurs, les jointures sont, ou trop serrées, ou trop profondément situées pour que l'on puisse être sûr de localiser sur elles l'action du traumatisme.

Mais peu importe ; les résultats que nous avons obtenus dans ces deux séries d'expériences sont si concordants, si constants, qu'ils ne laissent aucun doute sur la généralité du phénomène, et l'on peut admettre, à bon droit, que, chez les animaux aussi bien que chez l'homme, la complication atrophique doit se montrer, non-seulement au genou et à l'épaule, mais encore à la hanche, au coude, au poignet, en un mot, au niveau de toutes les articulations importantes.

Nous allons exposer, tout d'abord, les faits expérimentaux dans leur ensemble; nous les comparerons ensuite aux résultats de l'observation clinique, en ayant soin, d'ailleurs, de signaler leurs particularités les plus intéressantes. Les seules différences, en effet, que présentent certains d'entre eux, ont trait au plus ou moins d'intensité des lésions atrophiques, et sont par conséquent de trop peu d'importance pour justifier une étude isolée de chacun d'eux.

Nous n'avons pas cru, non plus, qu'il fût nécesaire de répéter, à propos de chaque expérience, le résultat de l'examen histologique que nous avons pratiqué dans tous les cas. On le trouvera mentionné plus utilement au chapitre consacré à l'anatomie pathologique.

EXPÉRIENCES.

Expérience I. — 22 août 1875. Cobaye adulte, très-vigoureux. Lésion de l'articulation du genou droit avec un stylet introduit sous la peau, à un centimètre au-dessous de l'interligne, et promené en divers sens, de façon à ruginer les surfaces articulaires.

Gonflement rapide du genou et de la partie inférieure

de la cuisse; douleurs très-vives pendant les mouvements communiqués ; craquements articulaires. La petite plaie faite à la peau est obturée par une croûte noirâtre.

Le 26 et jours suivants. Le gonflement diminue et se localise au genou.

Le 30. La douleur semble avoir disparu. Les craquements persistent.

1er septembre. L'animal est sacrifié.

Les membres inférieurs sont examinés comparativement.

La peau et le tissu cellulaire sous-cutané ne présentent aucune particularité.

Le genou droit est plus volumineux que le gauche ; il forme une tumeur arrondie, nettement limitée à l'articulation. Les tissus fibreux périarticulaires sont épaissis, comme lardacés. L'ouverture de l'article laisse échapper deux ou trois gouttes d'un liquide visqueux, filant, de coloration brune.

La face postérieure de la rotule est masquée par un exsudat grisâtre, assez adhérent et parsemé de petits points hémorrhagiques. Enfin, la synoviale qui tapisse les ligaments croisés et ces ligaments eux-mêmes sont le siége d'une infiltration rouge, très-foncée, presque noirâtre. Les cartillages ne présentent pas d'altération évidente à l'œil nu.

La cuisse a subi une diminution de volume facilement appréciable, mais les muscles ont sensiblement la même coloration des deux côtés.

En aucun point de la cuisse ou de la jambe on ne trouve de trace d'un état inflammatoire; le tissu cellulaire se montre aussi souple, aussi tenu que celui du côté opposé et les muscles se laissent disséquer et dissocier avec la même facilité.

Le triceps crural, qui paraît surtout atrophié, est seul détaché de ses insertions et pesé avec le plus grand soin : il pèse 4 gr. 50, tandis que celui du côté opposé pèse 5 gr. 5, il y a donc sur ce seul muscle une perte de 1 gr., soit de 18 p. 100.

Expérience II. — 1er septembre 1875. Cobaye adulte, de moyenne taille. Arthrite traumatique du genou droit. (Lacération de l'article avec un stylet introduit sous la peau à un centimètre au-dessous de l'interligne.)

Gonflement rapide, douleurs très-vives, et, le troisième jour, craquements articulaires abondants. La plaie cutanée est cicatrisée.

Peu à peu, la tuméfaction, d'abord assez diffuse, se localise au genou ; persistance des douleurs et des craquements.

Le 15. L'animal est sacrifié.

Le genou droit est le siége d'altérations profondes ; les tissus fibreux périarticulaires sont épaissis, jaunâtres et, en certains points, adhèrent à la peau qui les recouvre.

L'articulation est remplie de fongosités grisâtres au milieu desquelles les cartilages semblent avoir disparu. L'épiphyse du tibia à laquelle adhèrent les fongosités est d'un rouge vineux très-accentué, elle est friable et se laisse pénétrer par l'ongle.

Du côté du fémur, les lésions sont moins avancées, et les condyles, quoique enveloppés par les fongosités, ne leur adhèrent pas. Les cartilages d'encroûtement sont comme chagrinés et ne présentent plus l'aspect lisse et brillant qui les caractérise à l'état normal.

Sur la face postérieure de la rotule, il existe un enduit pulpeux, jaunâtre, dans lequel l'examen microscopique décèle des leucocytes abondants.

D'ailleurs les lésions inflammatoires sont exactement limitées à la jointure, et rien, dans l'examen des autres parties, ne dénote l'existence d'un travail phlegmasique appréciable à l'œil nu.

Les muscles de la cuisse et de la jambe droites, surtout ceux de la cuisse, sont le siége d'une atrophie évidente, et quelques-uns d'entre eux présentent une teinte jaunâtre assez accentuée (1).

(1) Il n'est pas inutile de rappeler que, chez les cobayes, les muscles de la vie animale sont, les uns rouges, les autres

Résultat des pesées comparatives :

	côté gauche	côté droit
Membre postérieur entier	24 gr.	20 gr.
Cuisse	17, 40	14, 05
Jambe	6, 60	5, 95
Triceps crural	4, 30	3, 45

Soit, pour le membre postérieur, une perte de 16,6 p. cent; pour la cuisse, une perte de 19,2 p. cent; pour la jambe, 9,8 p. cent; et pour le triceps seul, une diminution de 19,7 p. cent.

Expérience III. — 8 octobre 1875. Cobaye de petite taille. Lacération de l'article avec un stylet, arthrite du genou droit.

Le 9. Gonflement du genou, douleurs très-vives dans les mouvements communiqués.

Le 11. Le gonflement est plus marqué, il s'étend à la partie inférieure de la cuisse et à la partie supérieure de la jambe. Craquemenss articulaires.

Le 15 et jours suivants. La plaie d'opération est fermée. Le gonflement se localise au genou. Persistance des douleurs et des craquements.

Le 28. Le genou est toujours volumineux. Les mouvements sont très-limités et encore douloureux. Les craquements articulaires ont disparu.

L'animal est sacrifié.

L'articulation est remplie de fongosités grisâtres, parsemées de foyers hémorrhagiques et n'adhérant pas aux surfaces articulaires. Celles-ci sont ternes, dépolies et criblées de petites dépressions beaucoup trop nombreuses et trop régulières pour qu'on puisse les attribuer à l'action mécanique de l'instrument vulnérant.

pâles ; aussi pour bien apprécier les modifications de coloration, est-il indispensable d'examiner simultanément les deux membres.

Tableau des pesées comparatives :

	côté gauche	côté droit.
Membre postérieur entier	19 gr.	16 gr. 50
Cuisse	13,75	11,65
Jambe	5,25	4,85
Triceps crural	2,50	2
Triceps sural	1,70	1,40

Expérience IV. — 8 octobre 1875. Cobaye adulte, de petite taille. Arthrite du genou droit (par le même procédé).

Gonflement rapide, douleurs très-vives.

Le 12. Diminution et localisation du gonflement, persistance des douleurs, apparition de craquements articulaires.

Le 20. L'animal est sacrifié.

Arthrite fongueuse du genou. Atrophie manifeste et coloration jaune feuille-morte des muscles de la cuisse.

Poids comparatifs :

	côté gauche	côté droit.
Membre inférieur entier	20 gr.	17 gr.
Cuisse	14	11,60
Jambe	6	5,40
Triceps crural	2,55	1,90

Expérience V. — 12 octobre 1875. Chien barbet de moyenne taille. Injection, dans l'articulation du genou droit, de deux gouttes d'huile de moutarde.

Gonflement très-rapide du genou et de la partie inférieure de la cuisse, douleurs très-vives, claudication très-prononcée.

Le 15. La tuméfaction diminue et reste localisée au genou. Les mouvements communiqués sont moins douloureux, ils s'accompagnent de froissements très-doux. La claudication est moins prononcée et ne se montre plus que par intermittences.

Le 18. Le genou est indolent à la pression. Les mouvements communiqués, quoique peu étendus, s'exécutent facilement et sans que l'animal paraisse souffrir.

Le gonflement et les froissements articulaires persistent ainsi que la claudication,

La cuisse droite est émaciée et notablement plus grêle que celle du côté opposé.

Le 21. La tuméfaction du genou a diminué. Malgré cela, les mouvements sont plus douloureux et la claudication plus accentuée.

L'atrophie a fait des progrès sensibles, et la fesse, au lieu de présenter la saillie qu'on observe à gauche, est légèrement excavée.

Le 26. L'animal est sacrifié.

Le membres postérieurs détachés au niveau des articulations sacro-iliaques sont séparés sur la ligne médiane par section de la symphyse pubienne.

La peau ne présente aucune particularité. Le pannicule adipeux, très-développé, offre sensiblement la même épaisseur et le même aspect des deux côtés.

Les membres disséqués et préparés avec soin sont débarrassés de la couche graisseuse qui les enveloppe, et les déchets ainsi obtenus sont pesés comparativement.

Les muscles de la cuisse et de la jambe droites sont le siége d'une atrophie considérable et présentent, les premiers surtout, une teinte feuille-morte très-accentuée.

Le tissu cellulaire intermusculaire n'a subi aucune modification appréciable.

Le genou forme une tumeur peu volumineuse, régulièrement arrondie, au niveau de laquelle les tissus fibreux, tendons et ligaments sont confondus en une coque épaisse, jaunâtre et lardacée.

Le paquet adipeux sous-rotulien est transformé en une masse résistante, d'aspect fibroïde. La synoviale est le siége d'une injection très-vive, elle est remarquablement sèche et comme chagrinée. Les surfaces articulaires sont jaunâtres, ambrées, et parsemées de petites plaques ulcéroïdes à bords déchiquetés. Enfin, on trouve étalée sur la face postérieure de la rotule et dans le cul de-sac sous-tricipital, une mince pellicule grisâtre, translucide, qui, plongée dans l'eau, se transforme en une masse molle, visqueuse, dans laquelle l'examen microscopique décèle des leucocytes nombreux et de la matière amorphe granulée.

Pesées comparatives :

	côté gauche	côté droit
Membre postérieur simplement dépouillé	795 gr.	645 gr.
Déchets provenant de la dissection	75	85
Pied	81	81
Long vaste de la cuisse	62	35
Couturier	6	4
Triceps, grêle antérieur, muscle du fascia	119	65,5
Biceps, 1/2 tendineux, 1/2 membraneux	91	62
Adducteurs	70	49
Obturateur interne, iliaque	35	34
Fessiers	43	28
Gastro-cnémiens	40,5	33
Autres muscles de la jambe	34,5	28
Os iliaque, fémur, péroné tibia non ruginés	133	134
Sciatique et débris graisseux	5	6

Expérience VI. — 18 octobre 1875. Chien terrier de moyenne taille. Injection, avec une seringue de Pravaz, de trois gouttes d'huile de moutarde dans le genou gauche.

Gonflement rapide, douleurs très-vives. L'animal marche à trois pattes.

Le 21. Même état. La cuisse est fléchie sous l'abdomen ; néanmoins, il n'y a pas de contracture véritable, car on peut ramener assez facilement le membre à la rectitude et lui imprimer des mouvements assez étendus.

Le 25. L'animal boîte très-bas, cependant il appuie de temps en temps sur le membre gauche. Le genou, toujours gros, reste sensible à la pression, les mouvements s'accompagnent de craquements abondants.

L'état général est d'ailleurs excellent et l'appétit bien conservé.

Le 28. La tuméfaction du genou a augmenté, la petite plaie faite par la canule à la partie antérieure du genou s'est ulcérée et donne issue à quelques gouttes de liquide séro-purulent.

Les muscles de la fesse et de la cuisse ont subi une atrophie très-manifeste, et le fémur fait sous la peau une saillie, sorte de corde au-dessus et au-dessous de laquelle existent deux excavations profondes.

Le 31. L'animal est sacrifié.

Les deux membres sont détachés par le même procédé que précédemment, désarticulation sacro-iliaque, séparation de la symphyse pubienne.

Rien à noter du côté de la peau et du pannicule adipeux.

Les muscles de la cuisse gauche sont jaunâtres et considérablement atrophiés ; ceux de la jambe correspondante ont conservé leur aspect et ne paraissent pas sensiblement diminués.

D'ailleurs, dans aucun des segments du membre, il n'existe de trace de phlegmasie ancienne ou récente, et, autant qu'on en peut juger par l'examen macroscopique, les lésions restent exactement limitées à la jointure. Celle-ci forme une tumeur volumineuse et arrondie. En dehors du ligament rotulien, à l'endroit où a pénétré la canule, il existe un petit trajet fistuleux communiquant avec la cavité articulaire. La peau en ce point adhère intimement aux tissus fibreux sous-jacents, mais partout ailleurs, elle reste souple et se laisse facilement détacher.

L'articulation est remplie par une masse fongeuse rougeâtre, qui semble une émanation du paquet adipeux sous-rotulien et qui enveloppe les condyles fémoraux sans leur adhérer. Ceux-ci sont ternes, rugueux, et parsemés de petites dépressions. Les ménisques semblent avoir disparu dans les fongosités ; au-dessous d'eux, le plateau tibial a conservé son aspect lisse et brillant.

Pesées comparatives. (Les pieds ont été retranchés.)

	côté gauche	côté droit.
Membre postérieur	595 gr.	500 gr.
Long vaste	66	50
Couturier	7	5
Biceps, 1/2 tendineux, 1/2 membraneux.	87	70
Triceps, grêle antérieur, muscle du fascia	118	83,50
Adducteurs	77	65
Fessiers	46	35,50
Gastro-cnémiens	35	32
Autres muscles de la jambe	38	34
Squelette non ruginé	120	124,50

Expérience VII. 14 novembre, 1875. — Chien ratier de moyenne taille. Injection de deux gouttes d'huile de moutarde dans le genou droit.

Douleur excessive, gonflement très-rapide. Ces accidents se calment en quelques jours.

17. — Les mouvements communiqués sont moins douloureux, ils s'accompagnent de craquements. La claudication est intermittente.

23. — Le genou reste gros, les douleurs sont peu marquées. La claudication cependant est plus prononcée. Le membre postérieur est flasque et amaigri.

La contractilité faradique paraît sensiblement amoindrie dans les muscles atrophiés dont les contractions sont beaucoup moins énergiques que celle du côté sain. Il en est de même de la sensibilité électrique : l'animal pousse des cris violents dès qu'on applique les excitateurs sur la cuisse gauche ; à droite, au contraire, cette exploration est facilement supportée.

28. — La claudication est plus marquée. L'animal tient souvent sa patte fléchie sous l'abdomen. Mais il n'y a pas de contracture, car on peut ramener facilement le membre à la rectitude et lui imprimer des mouvements.

2 décembre. — Aggravation manifeste des symptômes articulaires. Douleurs plus vives lors des mouvements provoqués, gonflement plus accentué du genou qui est redevenu douloureux à la pression.

Atrophie très-évidente de la cuisse et de la fesse qui sont aplaties et même légèrement excavées.

4 décembre. — L'animal est sacrifié.

Rien de particulier à noter dans la peau et le tissu cellulaire sous-cutané.

Les muscles de la cuisse ont conservé leur coloration normale, mais leur volume a notablement diminué.

Le genou droit forme une tumeur arrondie. Les tissus fibreux sont ternes, jaunâtres et considérablement épaissis ; en aucun point, ils n'adhèrent à la peau qui les recouvre.

Le paquet adipeux sous-rotulien est transformé en une masse dure, lardacée, parsemée de petits foyers hémorrhagiques.

Le cul-de-sac sous-tricipital est obstrué par une matière pulpeuse de couleur orangée, assez résistante et adhérente à la synoviale.

Les cartilages des condyles fémoraux ont perdu leur aspect brillant, ils sont criblés de petites dépressions très-régulières. Enfin, sur la face postérieure de la rotule, on trouve étalée une substance molle, ambrée, dans laquelle l'examen microscopique révèle de la fibrine, des globules sanguins altérés, de la graisse à l'état de granulations et des leucocytes abondants.

Les extrémités osseuses sont saines.

Les deux membres sont séparés comme ci-dessus. Les pieds sont enlevés.

Les psoas, iliaque, jumeaux, carré-crural ne participent pas non plus à la pesée.

	côté droit.	côté gauche.
Membre postérieur	754 gr.	679,50
Cuisse	613,50	541,5
Jambe	140,50	138
Cuisse. — Long vaste	83	67

Couturier	6	5,50
Triceps, grêle antérieur, muscle du fascia	147	128
Fessiers	57	38,50
Muscles postérieurs	117	106
Adducteurs	97	92
Squelette non rugíné	107	105,50
Jambe. — Jumeaux soléaire	45	43,50
Autres muscles, péroné tibia	95,5	94,50

Expérience VIII. — 2 décembre, 1875. — Chien mâtiné de petite taille, très-maigre. Entorse du genou droit par flexion en dehors de la jambe sur la cuisse. Douleurs vives, claudication marquée.

4 décembre. — La douleur et la claudication ont disparu. L'animal paraît guéri. Pas d'atrophie.

16 décembre. — Injection de trois gouttes d'ammoniaque dans le même genou. Gonflement rapide, douleur vive à la pression, flexion immédiate du membre sous l'abdomen.

18. — La douleur est moins vive. La claudication ne se fait plus que par intermittences, on perçoit des froissements articulaires.

La cuisse est amoindrie, et la fesse aplatie.

22. — Le genou a beaucoup diminué de volume et n'est presque plus sensible à la pression. L'animal ne boite que très-peu. L'atrophie du membre est malgré cela, plus accentuée.

24. — L'animal est sacrifié.

Le train postérieur, détaché au niveau de l'angle sacro-vertébral est divisé par un trait de scie passant sur la crête sacrée et dans la symphyse pubienne. Les muscles psoas et iliaque sont enlevés de chaque côté.

Rien à noter dans la peau. La couche graisseuse sous-cutanée a presque disparu et n'existe plus qu'à la fesse où elle est représentée par quelques rares îlots de tissu adipeux. Ce phénomène, du reste, s'observe égalcment du côté gauche, et les déchets provenant de la dissection des membres ont à peu près le même poids de chaque côté.

Les muscles de la cuisse et de la fesse droites sont flasques, très-amaigris et présentent une coloration jaunâtre accentuée.

Le genou à peine tuméfié, a conservé sa forme et son aspect habituels.

La synoviale, dans toute son étendue, est le siége d'une injection considérable ; elle est rouge, mamelonnée, et recouverte, en quelques points, d'un exsudat grisâtre peu adhérent. Le cul-de-sac sous tricipital est rempli de fausses membranes très-déliées, formant une sorte de feutrage dont les mailles contiennent une substance gélatiniforme de couleur rosée.

Enfin, il existe au niveau de la gouttière sus-trochléale à sa partie moyenne, une ulcération arrondie, large de deux millimètres et circonscrite par un bourrelet peu saillant. Partout ailleurs, les surfaces articulaires ont conservé leur aspect normal.

PESÉES COMPARATIVES (Les pieds sont retranchés).

	côté gauche.	côté droit.
Membre postérieur	339	284
Cuisse	266	218
Jambe	73	66
Cuisse. — Long vaste	31,5	21
Couturier	2,5	2
Muscles antérieurs	61,5	46,5
Adducteurs	36,5	32
Muscles postérieurs	40	32
Fessiers	25	17
Fémur, os iliaque, non ruginés	70	67
Jambe. — Muscles réunis	43	38
Péroné tibia	30	28

EXPÉRIENCE IX. — 6 décembre 1875. — Jeune chien de petite taille. Injection dans le genou droit, de trois gouttes d'ammoniaque. Douleur très-vive. Claudication marquée.

Rien de particulier dans les symptômes, dès le troisième jour l'atrophie est manifeste.

10 décembre. — L'animal est sacrifié.

Rien à noter dans le tégument. Les muscles de la cuisse sont jaunâtres et quelques-uns d'entre eux ont subi une réduction de volume facilement appréciable à la vue.

Le genou est un peu plus gros que celui du côté sain, mais il a conservé en partie sa forme et l'on distingue assez bien les saillies osseuses ainsi que les ligaments et et les tendons qui s'y insèrent.

L'ouverture de l'article laisse écouler un peu de sérosité rouge très-fluide.

Le paquet adipeux sous-rotulien est transformé en un tissu lardacé parsemé de petits foyers hémorrhagiques noirâtres.

Les surfaces articulaires, lisses et brillantes, présentent leur aspect habituel; elles sont entourées d'un bourrelet mollasse très-vascularisé, sorte de chémosis formé par la synoviale enflammée.

Le cul-de-sac sous-tricipital contient une matière gélatineuse rosée, traversée par des tractus filamenteux peu résistants.

Enfin, la synoviale qui tapisse les ligaments croisés est le siège d'une infiltration sanguine noirâtre.

TABLEAU DES PESÉES COMPARATIVES : (LES PIEDS NON COMPRIS)

	côté gauche.	côté droit.
Membre postérieur.	515 gram.	450 grammes.
Long vaste.	53,50	45,50
Muscles antérieurs de la cuisse.	91	73
Couturier.	5,50	5
Adducteurs.	59	48
Muscles postérieurs.	71	55,50
Fessiers.	31,50	27,50
Fémur, os iliaque non ruginés.	93	92,50
Jambe (muscles et os).	109,50	103,50

Expérience X. — 24 décembre 1875. — Chien de Berger très-âgé, du poids de 25 kilogrammes. — Injection de cinq gouttes d'ammoniaque dans l'articulation scapulo-humérale droite.

Douleurs vives à la pression et pendant les mouvements communiqués. Claudication prononcée, apparition, dès le second jour, de craquements articulaires. Dès le 28 l'atrophie des muscles de l'épaule est manifeste. L'épine de l'omoplate fait sous la peau une saillie qu'on n'observe pas du côté opposé.

31. L'animal est sacrifié. Il pèse 25 kilogrammes.

La peau ne présente aucune altération. La couche adipeuse sous-cutanée, réduite à quelques rares îlots très-minces, offre des deux côtés les mêmes caractères.

Les muscles de l'épaule, sourtout les muscles sus et sous-épineux, sont très-émaciés, remarquablement mous et d'une couleur jaune feuille-morte accentuée. Les mêmes particularités s'observent également sur les muscles du bras, mais à un moindre degré.

L'articulation est tuméfiée et la capsule fibreuse très-épaisse. L'ouverture de cette dernière laisse écouler une certaine quantité de liquide sanieux, noirâtre et très-odorant.

Les surfaces articulaires présentent une coloration analogue due à l'imbibition de leurs cartilages qui sont, en outre, rugueux et parsemés de petites ulcérations à bords irréguliers. Enfin, la synoviale boursoufflée, comme fongueuse, est recouverte, dans toute son étendue par un enduit putrilagineux peu adhérent.

Tableau des pesées comparatives.

	côté gauche.	côté droit.
Main	230 gr.	239 (cette différence est due à un œdème très-prononcé)
Avant-bras	230	228
Pectoral superficiel	56	52,50
Pectoral profond	159	146

Sus épineux	110,50	95
Sous-épineux et court abducteur	90	80
Sous-scapulaire et gr. rond	104	90
Muscles postérieurs du bras	230	225
Humérus, long et court fléchisseurs de l'avant-bras	227	214
Long abducteur du bras	35	30

Expérience XI. — 7 Janvier 1876. Terre-Neuve de forte taille, poids 25 kil. 500. Tentative d'injection irritante dans l'articulation scapulo-humérale droite. Au moment où l'on retire le trocart, l'extrémité mousse de la canule se brise et reste logée dans l'article, où l'on perçoit nettement sa présence par les craquements que produisent les mouvements immédiatement après l'opération.

(Deux jours auparavant, l'animal servant à une autre expérience, a perdu environ cent grammes de sang par l'artère fémorale).

8 janvier. — Claudication marquée, due surtout à l'inertie du membre postérieur droit qui est tuméfié et douloureux.

9. La marche est presque impossible. L'animal reste constamment couché.

La cuisse est le siège d'une inflammation vive et la plaie suppure abondamment. Du côté de l'épaule, pas de gonflement bien manifeste. Les mouvements communiqués ne paraissent pas très-douloureux.

12. Les muscles de l'épaule présentent des signes évidents d'atrophie, et l'on reconnaît facilement, au toucher, que les fosses sus et sous-épineuses sont excavées et que l'épine de l'omoplate fait sous la peau une saillie exagérée.

14. L'animal a eu plusieurs hémorrhagies par la fémorale.

15. Il est sacrifié.

L'animal n'a rien perdu de son poids, il a plutôt un peu augmenté.

La peau et le tissu cellulaire sous-cutané ne présentent aucune altération.

Les muscles de l'épaule et du bras droit sont émaciés et d'une couleur jaunâtre accentuée.

L'articulation, vue extérieurement, paraît saine. L'ouverture de la capsule laisse écouler quelques gouttes de sérosité citrine, les surfaces articulaires se montrent criblées de petites dépressions ponctiformes.

A la base de la grosse tubérosité humérale, dans l'espèce de cul-de-sac que forme à ce niveau la synoviale, on trouve l'extrémité de la canule, longue de un centimètre. Elle est en grande partie fixée dans les tissus fibreux sous-jacents, et ne fait qu'une légère saillie dans la cavité articulaire. La séreuse en ce point, présente une coloration rouge, foncée, et un aspect chagriné ; partout ailleurs, elle a conservé ses caractères normaux.

PESÉES COMPARATIVES :

	côté gauche.	côté droit.
Main	233,50	235,50
Avant-bras	290	282
Pectoral superficiel	51	49
Pectoral profond	179	144
Sus-épineux	111,50	89
Sous-épineux et court abducteur	82	65
Sous-scapulaire	70	59,50
Grand rond	30	25
Muscles postérieurs du bras	290	242
Long abducteur du bras	35	29
Long et court fléchisseurs de l'avant-bras	57	52

Comme on le voit, les résultats de l'expérimentation, bien qu'ils ne soient pas, à beaucoup près aussi variés que ceux de l'observation clinique, concordent parfaitement avec eux ; et, dans un cas comme dans l'autre, l'Inflammation des jointures exerce une action rapide et profonde sur la nutrition du système musculaire.

Il semble, cependant, que l'arthrite expérimentale ait, sous ce rapport, une influence plus marquée et diffère un peu de celles que nous avons précédemment étudiées. Tandis que chez l'homme, en effet, l'atrophie paraît se localiser à certains muscles et ne dépasse que rarement le segment de membre primitivement affecté, ici, au contraire, elle envahit rapidement tous les muscles, et s'étend en peu de jours à la totalité du membre. Mais ce n'est là, toutefois, qu'une différence d'importance très-secondaire, et, peut-être même, ainsi que nous l'avons dit, n'est-elle bien souvent qu'apparente. On comprend, en effet, qu'il soit très-difficile, impossible même, d'apprécier rigoureusement sur le vivant le degré d'atrophie subie par chacun des muscles en particulier ; et l'on ne peut, dans la plupart des cas, que constater la prédominance des lésions sur quelques-uns d'entre eux, sans affirmer que les autres ne présentent pas aussi, quoique à un moindre degré, un commencement d'altération.

Il faut tenir compte, également, de ce fait que l'arthrite provoquée sur les animaux est toujours beaucoup plus intense et surtout plus douloureuse que celles habituellement observées chez l'homme et que, vraisemblablement, elle doit agir avec plus d'énergie sur la production du phénomène qui nous occupe.

Ainsi que l'avons vu, d'ailleurs, cette extension rapide des lésions atrophiques à tout un membre peut se rencontrer en dehors des conditions expérimentales, et nous rappellerons, à ce propos, l'exemple d'un de nos malades chez lequel, peu de temps après l'apparition d'une arthrite suraiguë du genou, il existait une atrophie très-prononcée du membre inférieur tout entier.

Quoi qu'il en soit, et c'est là le fait essentiel, on observe, dans tous les cas, une prédominance très-marquée des lésions sur certains muscles, sur ceux qui affectent avec l'articulation les rapports les plus directs, les plus étendus. Cela n'est pas moins constant chez les animaux que chez l'homme, et il suffit, pour s'en convaincre, de jeter un coup d'œil sur les expériences que nous venons de rapporter. Que l'on compare les tableaux placés à la fin de chacune d'elles, et l'on verra que pour le genou, par exemple, l'atrophie est bien plus considérable à la cuisse qu'à la jambe, et, à la cuisse même, toujours beaucoup plus accentuée sur le triceps, le grêle antérieur, le muscle du fascia et le long vaste, qui, par leurs tendons, concourent pour une si large part à la formation de la jointure. De même encore, à l'épaule, l'atrophie est très-marquée sur les muscles spécialement destinés à l'articulation, tandis qu'elle est moindre au bras, et à peine sensible à l'avant-bras.

Ce fait, d'ailleurs, s'explique de lui-même, et l'on comprend, sans qu'il soit besoin d'insister, que les lésions atrophiques engendrées par l'arthrite se manifestent tout d'abord, et à un degré beaucoup plus prononcé sur les muscles qui sont, pour ainsi dire, le plus articulaires.

On voit également que l'atrophie expérimentale apparaît et se développe, pour le moins, aussi rapidement que celle de l'homme. Ainsi, dans notre neuvième expérience, quatre jours seulement après le début des accidents, et bien que les altérations du genou fussent relativement peu avancées, le membre postérieur tout entier avait subi déjà une déperdition très-notable, surtout accentuée au niveau de la cuisse, et, plus encore, sur le triceps, le grêle antérieur et le muscle du fascia qui n'avaient pas perdu moins du cinquième de leur poids.

Chez un autre animal (exp. VIII) sacrifié huit jours après l'opération, l'atrophie était encore plus considérable, et l'on trouvait une diminution de 32 p. cent sur le long vaste et de 24 p. cent sur les muscles antérieurs de la cuisse.

Enfin, dans l'expérience V, les lésions, en peu de temps, étaient arrivées à un degré excessif, et, au bout de deux semaines seulement, la déperdition s'élevait, pour ces mêmes muscles, au chiffre énorme de 44 p. cent.

Mais l'atrophie ne suit pas toujours une marche aussi rapidement progressive ; et, à côté de ces faits, nous pourrions en signaler d'autres où, bien qu'elle fût encore considérable, elle n'était pas à beaucoup près aussi prononcée que dans les deux derniers cas. Telle est, par exemple, l'expérience VI, dans laquelle treize jours après l'apparition de l'arthrite, le long vaste et les muscles antérieurs de la cuisse ne présentaient qu'une déperdition de 24 p. cent pour le premier, et de 29 pour les seconds.

Telle est surtout notre expérience VII, dans laquelle, au bout de vingt jours, pourtant, l'atrophie était moins prononcée et encore ne s'élevait qu'à 19 et 13 p. cent pour les mêmes muscles.

Quelle explication peut-on donner de ce fait ? C'est là, nous l'avouons, un problème difficile à résoudre actuellement ; et nous ne saurions dire au juste pourquoi, dans certains cas, l'atrophie s'est montrée si prononcée, tandis que dans d'autres, elle l'était beaucoup moins.

Sans doute, il existe, sous le rapport anatomique, des différences assez tranchées, entre quelques-unes des variétés d'arthrites que nous avons obtenues, et l'on serait tout d'abord tenté d'admettre une certaine relation entre le plus ou moins de gravité des lésions de la jointure et le degré de l'atrophie. Mais il s'en faut que l'examen des faits vienne confirmer toujours cette hypothèse, et dans quelques cas, on observe une disproportion des plus évidentes entre l'état des muscles et celui de l'articulation.

Que l'on compare, par exemple, nos deux expériences X et XI, dans lesquelles il s'agissait d'animaux de même taille et de même poids, sacrifiés à la même époque, et l'on verra que, chez le dernier, les muscles avaient subi une atrophie beaucoup plus considérable, bien que, cependant, les lésions articulaires ne fussent pas, à beaucoup près, aussi profondes et aussi accentuées que chez le premier.

Il faut donc faire intervenir, dans l'appréciation de ces différences, d'autres éléments que ceux tirés de la seule inspection des jointures et de la gravité des lésions anatomiques. Et, sans parler des conditions individuelles qui peut-être ont également leur importance, il est bien probable, pour ne pas dire certain, que l'*acuité* même de l'arthrite et les douleurs plus ou moins vives qui l'accompagnent doivent avoir une influence marquée sur les phénomènes qui nous occupent.

Nous avons rapporté, dans le cours de cette étude, quelques exemples qui plaident en faveur de cette hypothèse. Sir James Paget (1), de son

(1) Loc. cit.

côté, l'a mentionnée d'une façon très-explicite. Il insiste sur ce fait que l'atrophie est toujours plus rapide et plus accentuée dans les arthrites aiguës, douloureuses, que dans les inflammations chroniques, scrofuleuses qui, cependant, ne laissent pas que d'être souvent fort graves au point de vue des lésions anatomiques.

Il est assez difficile, malheureusement, d'apprécier rigoureusement chez les animaux, et de doser, pour ainsi dire, l'intensité de la douleur, surtout lorsque les arthrites sont provoquées par des procédés aussi peu variés. Mais peu importe. On ne saurait demander à la pathologie expérimentale plus qu'elle ne peut donner ; et nos expériences, tout incomplètes qu'elles sont, suffisent, croyons-nous, pour confirmer pleinement ce fait que nous voulions surtout démontrer, à savoir : l'influence rapide et profonde qu'exercent sur la nutrition du système musculaire, la plupart des maladies des articulations.

CHAPITRE II.

ANATOMIE ET PHYSIOLOGIE PATHOLOGIQUES.

ANATOMIE PATHOLOGIQUE. — Nous ne reviendrons pas sur ce que nous avons dit, déjà, des modifications qu'on observe, à l'œil nu, dans les muscles astrophiés. A propos de chacune de nos expériences, nous nous sommes étendu longuement sur ces caractères macroscopiques, et nous avons insisté d'une façon toute spéciale sur l'amoindrissement et la flaccidité des muscles, leur coloration jaunâtre et l'absence, dans tous les cas, de traces d'inflammation, soit dans ces organes eux-mêmes, soit dans le tissu conjonctif qui les sépare et les environne, soit, enfin, dans la peau et le tissu cellulo-adipeux sous-cutané.

Nous avons étudié comparativement les muscles à l'état frais et sur des fragments conservés dans le liquide de Müller. Nous avons fait aussi des coupes transversales sur des muscles durcis à la gomme et colorés par le picro-carminate d'ammoniaque ou le carmin pur. Ces dernières préparations nous ont été fort utiles, et nous ont permis, bien mieux que la dissociation, d'apprécier la diminution de volume des faisceaux primitifs.

Plusieurs fois, enfin, nous avons examiné, avec soin, la moelle et les nerfs crural et sciatiques qui, disons-le de suite, ne nous ont présenté, dans aucun cas, la moindre altération.

1° *Dissociation.* Ce qui frappe, tout d'abord, lorsqu'on examine les muscles par ce procédé, c'est une disproportion considérable entre l'étendue des lésions appréciables à l'œil nu et celles que revèle l'examen microscopique. Sur un grand nombre de plaques, les fibres primitive se montrent avec leurs caractères normaux ; elles ont conservé leur striation très-nette, leur diamètre intact, en un mot, ne diffèrent en rien de celles du côté opposé. Sur d'autres préparations, on observe des altérations évidentes, et certains faisceaux présentent, à un degré très-marqué, les caractères de l'atrophie simple. Mais ils sont rares et comme perdus au milieu de fibres saines beaucoup plus nombreuses.

Plusieurs d'entre eux ont subi une notable réduction de volume et ne dépassent pas deux centièmes et, même, un centième de millimètre, ce qu'on ne voit jamais sur les fibres saines. La plupart ont conservé leur striation longitudinale et transversale. Sur quelques-uns, celle-ci fait complètement défaut, et la substance musculaire, à ce niveau, est remplacée par un amas de granulations très fines, disparaissant complétement par l'action de l'acide acétique. Ces mêmes granulations se retrouvent également sur des faisceaux qui ne paraissent pas atrophiés et dont la striation est conservée. Parfois aussi, la fibre primitive est interrompue et les deux fragments sont réunis par le sarcolemme effilé et tordu sur lui-même. Mais nous n'attachons pas une grande importance à ce fait que nous avons rencontré également, quoique moins souvent, sur les muscles sains. Peut-être n'est-il que le résultat du mode de préparation.

Le plus souvent, les noyaux du sarcolemme n'avaient pas subi de modification; sur quelques fibres, cependant ils étaient plus nombreux. Nous en dirons autant du tissu conjonctif interstitiel qui, dans presque tous les cas, s'est montré avec ses caractères normaux, et qui, une fois, seulement, nous a présenté des traces évidentes de prolifération nucléaire.

2° *Examen pratiqué sur des coupes transversales.* — C'est là, nous l'avons dit, le procédé qui nous a paru le plus propre à bien faire apprécier la diminution de volume des fibres primitives, et nous l'avons souvent employé. Sur un grand nombre de nos préparations, l'atrophie était, ainsi, des plus nettes, il était facile de constater que la coupe des faisceaux offrait des dimensions sensiblement moindres que celles des muscles du côté sain.

Le plus souvent, d'ailleurs, les fibres dégénérées étaient disséminées au hasard; mais dans quelques cas, elles affectaient une certaine régularité dans leur distribution, et nous avons rencontré plusieurs fois des faisceaux secondaires dont la plupart des fibres avaient subi un amoindissement très-manifeste.

PATHOGÉNIE. — Des opinions assez nombreuses ont été émises sur la nature de la complication qui nous occupe ; et, bien que le phénomène, en lui-même, ait été, jusqu'ici, peu étudié, il est assez remarquable que la plupart des auteurs qui l'ont signalé, s'en sont préoccupés surtout à ce point de vue.

Nous avons eu l'occasion, déjà dans la première partie de ce mémoire, de discuter plusieurs de ces hypothèses, et l'analyse très-détaillée que nous avons faite des documents historiques pourrait presque nous dispenser de revenir sur ce point. Nous allons, cependant, passer rapidement en revue les principales de ces opinions et entrer, à propos de chacun d'elles, dans quelques courtes considérations.

L'hypothèse la plus ancienne est celle de l'inertie fonctionnelle ; et, bien qu'elle ait été combattue vivement par plusieurs auteurs, et tout récemment encore, par M. le professeur Vulpian (1), elle est restée, jusqu'ici, généralement admise Le membre, dit-on, est condamné au repos par le fait de l'arthrite, et, dès lors, les muscles ne fonctionnant plus, ou fonctionnant moins qu'à l'état normal, ils s'atrophient. Que si la lésion porte de préférence sur certains d'entre eux, comme le triceps crural au genou, ou le

(1) Vulpian. Loc. cit.

deltoïde à l'épaule, cela tient, ajoutent quelques uns, à ce que ces muscles, jouissant d'une activité fonctionnelle plus grande, s'amoindrissent proportionnellement à cette dernière.

Or, il est à peine besoin d'insister sur le peu de valeur de cette assertion, et, entre tant d'arguments bien propres à démontrer son inanité, nous nous bornerons aux suivants qui, d'ailleurs, nous paraissent péremptoires. Et tout d'abord, ne savons-nous pas que dans les paraplégies d'origine médullaire, dans les hémiplégies de cause encéphalique, les muscles, bien que paralysés et à peu près absolument inertes, (les mouvements réflexes sont quelquefois conservés) ne s'atrophient que très-lentement et à un degré beaucoup moindre que dans les cas qui nous occupent ? D'autre part, on observe cet amaigrissement des muscles, non-seulement dans le cours des arthrites graves et douloureuses, mais encore, nous l'avons dit, dans des hydarthroses à peu près indolentes, sur des malades qui n ont pas cessé de se livrer à la marche. Enfin, l'extrême rapidité avec laquelle surviennent, dans tous les cas, les lésions atrophiques, suffirait à elle seule, pour faire rejeter toute intervention de l'inaction musculaire dans la production de ces phénomènes.

Nous nous sommes expliqué, déjà, sur l'opinion de M. J. Roux (1) qui pense que, pour l'épaule et le genou, l'amincissement des muscles est dû à leur distension par le liquide accumulé dans la jointure. Cette hypothèse, tout au plus admissible, dans quelques cas très-rares, pour le deltoïde seul, ne saurait évidemment s'appliquer à ceux où l'arthrite existe sans épanchement ; et, d'ailleurs, à l'épaule, même, elle n'expliquerait pas l'atrophie des sus et sous-épineux, grand et petit ronds, celle enfin, du grand pectoral, qu'on observe si souvent et à un degré si marqué.

Faut-il, avec M. Sabourin (2), admettre que l'inflammation des tissus fibreux de la jointure, s'est propagée de proche en proche au névrilemme des dernières ramifications nerveuses, et que les nerfs étouffés sur place, pour ainsi dire, ont entraîné consécutivement l'atrophie des muscles auxquels ils sont destinés ? Faut-il admettre, même, ce qui semblerait plus simple, que l'irritation s'est étendue de l'article aux éléments propres du muscle, et que la nutrition de ce dernier s'est trouvée, dès lors, entravée ? Mais, outre que rien dans l'examen macroscopique ou histologique ne révèle la présence de ces lésions irritatives, la marche même des accidents et l'extrême rapidité de leur évolution s'opposent complètement à cette manière de voir.

(1) Loc. cit.
(2) Loc. cit.

S'il en était ainsi, l'atrophie devrait se produire lentement, envahir, peu à peu, le muscle à partir de ses attaches, se comporter, enfin, comme le processus inflammatoire dont on la suppose issue. Or, il s'en faut que cette hypothèse soit confirmée par l'observation clinique. L'atrophie, dès qu'elle se manifeste, et c'est là un point sur lequel nous avons insisté, s'étend d'emblée à la totalité du muscle, et, dès les premiers jours, on peut constater que la diminution est, pour le moins, aussi accentuée à la partie supérieure du membre qu'à sa partie inférieure. Chez les animaux, même, l'arthrite retentit au loin, et nous avons vu que des muscles, n'ayant avec la jointure aucune connexion anatomique, les fessiers, par exemple, dans les affections du genou, s'atrophiaient également, quoique à un moindre degré.

Il faut donc admettre qu'il s'agit bien, ici, d'une perturbation portant d'abord sur la nutrition même des muscles, et non d'une atrophie secondaire due à un travail irritatif quelconque.

Nous ne parlons pas de quelques autres hypothèses qui ne sauraient soutenir un examen un peu approfondi ; et nous arrivons de suite à la théorie de l'atrophie reflexe formulée par plusieurs auteurs, et bien exposée, surtout dans les leçons si remarquables de M. le professeur Vulpian (1). Nous avons rapporté en entier le pas-

(1) Loc. cit.

sage consacré par l'auteur à cette intéressante question ; nous nous bornons à en reproduire, ici, la conclusion que nous adoptons pleinement d'ailleurs : « Dans le cas dont il s'agit, ce seraient les extrémités des nerfs de l'articulation scapulo-humérale qui seraient irritées par l'arthrite et qui détermineraient, dans le foyer d'origine, des fibres nerveuses destinées au muscle deltoïde, une modification sous l'influence de laquelle s'affaiblirait l'activité des éléments anatomiques de cette partie de la substance grise de la moelle. » C'est, en effet, croyons-nous, la seule explication qu'on puisse donner actuellement de ce phénomène. Ne pouvant rattacher les lésions atrophiques ni à l'inertie fonctionnelle, ni à aucun des processus anatomiques inflammatoires ou autres, généralement invoqués, on est forcé d'admettre qu'elles n'ont pu se produire que sous l'influence de ces modifications du système nerveux, mal connues dans leur essence, qui président à l'accomplissement des phénomènes dits reflexes.

Il existe, entre les diverses parties qui concourent à la formation de l'appareil locomoteur, notamment, entre les muscles et les articulations, des rapports intimes, des connexions tellement étroites que, s'il est possible, utile même, d'étudier anatomiquement chacun de ces organes en particulier, cela devient très-difficile, pour ne pas dire impossible, lorsqu'on les envisage au point de vue de leur physiologie.

Or, il en est de même, dans une certaine mesure, au point de vue pathologique; et, sans parler des altérations qu'entraînent souvent, dans les jointures, les diverses modifications des muscles, les faits que nous venons d'étudier montrent clairement que l'histoire des maladies articulaires ne saurait être complète si l'on ne tenait grand compte de l'atrophie qui constitue un de leurs symptômes, en quelque sorte obligés.

CHAPITRE III.

TRAITEMENT.

Nous ne nous occuperons, dans ce chapitre, que du traitement électrique, et, tout spécialement, du traitement par les *courants continus faibles et permanents* dont nous avons été, si souvent, à même de constater les excellents effets. Ici, d'ailleurs, comme dans toutes les autres variétés d'atrophie et de paralysie, on pourra employer, à titre d'adjuvants, les douches, les frictions, les massages ; mais ce ne sont là que des moyens très-secondaires et qui ne méritent pas de nous arrêter.

Dès que l'électricité fut connue, on songea, tout d'abord, et très-empiriquement, à l'employer contre des maladies de natures très-diverses ; mais c'est surtout dans les paralysies et les affections nerveuses qu'elle a été appliquée, et, sans vouloir faire ici l'historique de l'électrothérapie, nous ne pouvons, cependant, nous dispenser d'indiquer, en quelques mots, les phases principales par lesquelles a passé cet agent thérapeutique si précieux.

Au début, alors que l'électricité statique était seule connue, on l'employa de diverses façons ; mais c'est aux décharges électriques qu'on eut recours principalement, et, à plusieurs reprises. les médecins tentèrent de provoquer la contraction dans les muscles paralysés, soit à l'aide de la machine, soit, plus souvent, avec la bouteille de Leyde.

Après la découverte de l'électricité dynanique par Galvani et Volta, vers la fin du siècle dernier, nous voyons se produire quelques essais nouveaux, et Aldini, entre autres, obtient des effets remarquables de l'emploi des courants voltaïques. Mais, l'extrême incommodité des appareils à courant continu, la difficulté de leur entretien, l'inconstance des piles, en firent bientôt rejeter l'usage, et la découverte des courants d'induction par Faraday, en 1832, sembla leur porter le dernier coup.

Ce n'est que dans ces dernières années qu'ils ont été employés de nouveau ; et, tandis que

M. Duchenne (de Boulogne) poursuivait ses belles recherches sur la faradisation, Hiffelsheim, Remak, Hitzig, Legros et Onimus étudiaient, de leur côté, les courants continus, et ceux-ci reprenaient définitivement place dans la thérapeutique.

Nous ne nous étendrons pas sur les différences nombreuses qui séparent les courants interrompus des courants continus, au point de vue de leur action physiologique et thérapeutique. On trouvera dans les auteurs que nous venons de signaler, dans les derniers, notamment, tous les renseignements à cet égard, et des indications très-précises sur l'emploi de chacun de ces procédés d'électrisation. Nous nous bornons, pour le cas particulier qui nous occupe, à rappeler ce principe généralement admis aujourd'hui, à savoir : que la faradisation agit surtout sur le fonctionnement des muscles, en provoquant des contractions dans les fibres non encore dégénérées, tandis que le galvanisme semble exercer une influence toute spéciale sur la nutrition des parties.

Or, que l'on se reporte à ce que nous avons dit de la nature de l'atrophie si souvent observée dans le cours des maladies articulaires, et l'on comprendra facilement que les courants continus doivent exercer sur elle une influence très-manifeste. C'est, en effet, ce qui a lieu, dans tous les cas, ainsi que nous l'avons vu, et plus rapidement encore si l'on emploie concurremment la faradisation.

Mais l'électrisation galvanique, telle qu'on la pratique actuellement est d'un usage peu commode ; les appareils sont très-difficilement transportables et, en outre, d'un prix fort coûteux. Ces considérations, quelque peu scientifiques qu'elles puissent paraître, ont une grande importance, et, seules, sans aucun doute, elles ont empêché jusqu'ici la vulgarisation de ce moyen thérapeutique.

C'est dans le but de remédier à ces inconvénients, que M. le professeur Le Fort a imaginé un nouveau mode d'emploi de l'électricité galvanique dans lequel il remplace l'intensité du courant par sa durée ; et, dans un mémoire sur les *courants continus faibles et permanents*, lu à la Société de chirurgie le 20 mars 1872, il a fait connaître les heureux résultats qu'il avait retirés de ce procédé.

Nous ne saurions mieux faire, d'ailleurs, que de laisser la parole à notre savant maître, et nous allons reproduire quelques-unes des pages où sont exposées ses vues sur ce point :

« ... Là ne s'arrête pas encore l'influence des courants continus ; ils agissent d'une manière incontestable sur la nutrition et peuvent, non-seulement, prévenir par les mouvements qu'ils déterminent dans les muscles, mais encore, arrêter et même guérir l'atrophie graisseuse des fibres musculaires, provoquer et aider ce travail de reproduction si bien étudié histologiquement par M. Hayem.

« Or, avant que l'expérience ait démontré cette influence, il m'a semblé que, puisque les courants électriques d'induction et galvaniques agissaient sur le muscle par l'intermédiaire du nerf, ils pourraient bien aussi, en excitant l'action du nerf, agir sur tous les phénomènes qui sont d'une manière médiate sous l'influence de l'innervation, c'est-à-dire, sur la calorification, la nutrition et même le fonctionnement des organes ; *mais il m'a semblé aussi que pour venir en aide à l'action nerveuse sans crainte de la perturber violemment, il fallait employer des courants faibles, et que, de plus, les actions nutritives étant continues, il fallait agir, non par de courtes séances, mais d'une manière en quelque sorte permanente.* »

Et plus loin, « cette faiblesse du courant, son peu de tension, semblent le rendre incapable de traverser les tissus et d'influencer les parties profondes. C'est là l'objection qui se présente tout de suite lorsqu'on n'a égard qu'aux phénomènes électriques observés dans les corps ou à la surface des corps inorganiques........ C'est en vertu des mêmes idées que l'on emploie des courants à forte tension, dans la conviction que c'est seulement ainsi qu'on peut espérer pénétrer profondément. Ce sont ces idées que je viens rectifier avec les faits, en montrant qu'un très-faible courant a une action incontestable sur l'organisme.

« On est bien obligé d'admettre aujourd'hui qu'un courant continu énergique traverse les téguments et peut influencer les muscles et les nerfs, et MM. Onimus et Robin ont montré de plus qu'un pareil courant ne se propage pas en ligne droite d'un réophore à l'autre, mais qu'il détermine au sein des tissus la formation de courants dérivés, lesquels ne se produisent pas avec les courants d'induction ou courants interrompus. Mais si ces effets peuvent être produits, si la résistance au passage de l'électricité peut être vaincue avec des piles à forte tension, avec des appareils composés de vingt, trente, quarante éléments, peut-on espérer les obtenir, lorsque l'on n'emploie que deux ou trois couples d'une pile de Callot ? Telle ne paraît pas être l'opinion de M. Onimus, auquel ses beaux travaux sur l'électricité médicale donnent une légitime autorité en pareil matière.

« Le hasard m'ayant fait me rencontrer avec M. Onimus lorsque je priai M. Trouvé de m'envoyer à Lariboisière les quatre éléments dont je désirais me servir pour les deux malades que je vous ai présentés, notre confrère émit plus que des doutes sur la possibilité d'obtenir un effet quelconque par un pareil moyen, et je crois que, sans son extrême urbanité, il eût émis sur ma tentative une opinion plus défavorable encore. Heureusement, j'avais, pour ranimer ma confiance, l'expérience du passé, et ces deux nouveaux succès viennent encore la confirmer.

« Cependant, en vertu du proverbe, *post hoc, ergo propter hoc*, on pourrait dire que la guérison de ces malades a pu être le résultat d'une simple coïncidence, et que cela ne prouve pas que le courant traverse les organes et influence leur nutrition. En effet, un galvanomètre ordinaire indique à peine, ou même n'indique pas le passage du courant, lorsque les réophores sont appliqués à une assez forte distance, l'un, par exemple, à l'épaule et l'autre au poignet, et lorsqu'on n'emploie qu'un ou deux éléments. Malheureusement pour l'objection, il peut se produire accidentellement, et l'on peut produire à volonté, des effets matériels qui ne laissent aucun doute sur l'action électrique. J'applique toujours au-dessous des réophores une compresse mouillée; or, lorsque le malade s'étant débarrassé de son appareil pour se lever, le réappliquait lui-même sans précaution et laissait un des points de la surface métallique en contact avec la peau, on était sûr, en pareil cas, qu'il se produirait une eschare, et j'ai dû me prémunir contre la possibilité de cet accident en enfermant les réophores dans de petits sacs de linge. Je ne suis même pas certain que, par de longues séances, avec de trop nombreux éléments, on n'arriverait pas au même résultat malgré l'interposition d'une compresse mouillée.

« Les courants faibles produits par un ou deux éléments de Callot de moyenne grandeur agissent, cela est aujourd'hui hors de doute. Ils n'amènent pas de contraction musculaire, et ils n'amènent même pas de douleur au moment de la fermeture ou de la rupture du circuit ; mais ils agissent sur les muscles paralysés et atrophiés, en modifiant leur nutrition, en leur rendant leur volume, leur motilité et leur énergie d'action..... »

Quant au mécanisme même de cette action, M. le professeur Le Fort s'exprime ainsi :

« Nous sommes ici en pleine hypothèse ; mais l'esprit humain est tellement porté à rechercher les causes et à vouloir, malgré tout, une explication même insuffisante des faits qu'il observe, que je suis bien forcé de faire aussi une courte excursion dans les nuages de la théorie. Chose assez singulière, MM. Legros et Onimus, tout en préconisant l'usage des courants énergiques, attribuent au passage de ce courant une sorte d'action catalytique sur les parties même éloignées. « Il faut, disent-ils (page 80), pour électriser directement les nerfs, employer des courants à haute tension et, comme nous l'indiquerons tout à l'heure, rapprocher le plus possible les nerfs des électrodes. Mais, hâtons-nous de le dire, le nerf vivant n'est pas un conducteur ordinaire. Ses propriétés physiques le rendent, il est vrai, mauvais conducteur de l'électricité ; ses propriétés vitales, au contraire, le rendent très-sensible aux phénomènes électriques. Il n'a pas besoin d'être traversé dans toute sa longueur par le courant pour réagir et pour être influencé par l'électricité ; il lui suffit, pour cela, d'être traversé en un point, *ou peut-être même, d'être rapproché d'un courant électrique. Il possède presque la sensibilité et les propriétés de l'aiguille aimantée*, comme semble le prouver la sensibilité de la grenouille dite galvanoscopique. »

« J'accepte pleinement, pour ma part, le rapprochement fait par les auteurs du *Traité d'electricité médicale* ; en effet, ne pourrait-on pas admettre que l'action du courant faible et permanent d'une ou deux piles de Daniell ou de Callot pût influencer les courants électriques naturels développés au sein de nos tissus, courants qui paraissent naître sous l'influence de la nutrition ? »

Il nous reste à dire, maintenant, quelques mots du procédé en lui-même, et des précautions à prendre dans son application ; après quoi nous l'envisagerons au point de vue de ses résultats thérapeutiques.

Les piles dont se sert M. le professeur Le Fort, sont celles de Callot-Trouvé ou de Morin ; elles sont réunies dans une petite boîte facilement transportable, et associées, en tension, au nombre de deux, trois, rarement quatre. Les fils conducteurs, entourés de gutta-percha, se terminent par des électrodes en étain qui, plus malléables que les plaques de cuivre, se prêtent mieux à la forme des parties qu'ils recouvrent. Ceux-ci, en outre, dans le but d'éviter des eschares qui, malheureusement, se produisent quelquefois, sont enveloppés d'une peau de chamois. On doit les imbiber fortement d'eau salée avant chaque application, les recouvrir ensuite d'un taffetas gommé, puis les assujettir à l'aide de quelques tours de bande. Une courte note explicative jointe à chaque appareil, permet, d'ailleurs, aux malades de n'omettre aucune de ces petites précautions et leur en facilite l'emploi.

Les électrodes sont placés de façon à obtenir un courant descendant ; s'il s'agit de la cuisse, par exemple, le pôle positif est placé à la partie supérieure, un peu au-dessous du pli de l'aine, le pôle négatif à la jambe sur le mollet. Il est bon, aussi, de ne pas les réappliquer toujours aux mêmes points, car il se pourrait qu'à la longue, et malgré l'interposition du tissu protecteur, les téguments eussent à souffrir de ce contact, et devinssent le siége, sinon d'une eschare, au moins d'un érythème incommode.

Lorsque l'atrophie est très-ancienne et très-accentuée, il est bon, pendant les premiers jours, au moins, de soumettre, jour et nuit, les malades à l'action du courant; puis, lorsque celle-ci s'est améliorée, les réophores ne sont plus appliqués que pendant la nuit. Le plus souvent, même, ce dernier moyen est suffisant, surtout, si l'on a soin de pratiquer de temps en temps quelques séances de faradisation et d'aider, ainsi, par cette gymnastique fibrillaire au retour des fonctions dans les muscles atrophiés.

La durée du traitement est, en général, très-courte, et, dans tous les cas que nous avons rapportés, elle variait de deux semaines à un mois. Et encore, ne parlons-nous ici que de la guérison complète, car l'amélioration survient avec une grande rapidité, et, dès les premiers jours, on peut constater que les muscles ont re-recouvré une grande partie de leur force et de leur volume.

Nous ne croyons pas, d'ailleurs, qu'il soit utile d'insister sur ce point qui ressort clairement de la lecture de nos observations. Nous signalons seulement, d'une façon toute spéciale, les faits que nous a communiqués notre excellent maître, et qui sont, sans contredit, des plus concluants à cet égard.

Nous ne quitterons pas ce sujet sans dire quelques mots des deux autres procédés d'électrisation, de la faradisation et des courants galvaniques tels qu'on les applique ordinairement. Ces derniers jouissent d'une efficacité incontestable dans le traitement de la variété d'atrophie qui nous occupe, et n'étaient-ce les inconvénients que nous avons signalés plus haut, nous n'hésiterions pas à en recommander l'emploi. Mais il n'en est pas de même des courants interrompus ; et, bien que la faradisation à elle seule puisse amener la guérison du muscle lorsqu'il n'a subi que l'atrophie simple, lorsque ses fibres ne sont pas encore envahies par la graisse, il n'est pas douteux que, son action ne soit moins énergique et moins rapide que celle des courants de nutrition, moins rapide, surtout que celle obtenue par l'usage combiné de ces deux moyens.

Quelques-uns des faits que nous avons mentionnés viennent à l'appui de cette assertion, nous allons les rappeler brièvement : ainsi, chez notre malade de l'observation IX où la faradisation a été seule employée, il n'a pas fallu moins de trois mois pour ramener le deltoïde à son état normal et rendre au membre supérieur l'intégrité de ses mouvements. Dans ce cas, cependant l'atrophie n'offrait pas de gravité exceptionnelle. De même, encore dans l'observation II de M. Duchenne (de Boulogne), les courants faradiques appliqués régulièrement pendant deux mois n'ont amené qu'une amélioration, notable, sans doute, mais bien éloignée de la guérison complète puisque la cuisse affectée mesurait encore quatre centimètres de moins que celle du côté opposé. Enfin chez un des malades du professeur Le Fort (obs. XXI) atteint de paralysie complète avec atrophie des extenseurs de l'avant bras, la faradisation pratiquée tous les matins pendant quinze jours n'avait produit qu'une amélioration très-légère, tandis que les courants continus faibles et permanents employés seuls, pendant le même espace de temps, amenèrent la guérison presque complète.

Un mot, pour terminer de l'époque à laquelle il convient d'appliquer le traitement. Lorsque l'arthrite est aiguë et douloureuse, on ne saurait songer à modifier l'état des muscles, et peut-être même, l'intervention dans ce sens, serait-elle plus nuisible qu'utile. Mais lors que l'inflammation est calmée, lorsque l'arthrite est passée à l'état subaigu ou chronique, et à plus forte raison, lorsqu'elle s'est manifestée d'emblée sous cette forme, on peut, on doit recourir de suite à l'emploi des courants et de la faradisation, certain d'abréger, ainsi, notablement la durée des troubles fonctionnels ; peut être, même ainsi que le pensent MM. Legros et Onimus, et avec eux quelques auteurs, les courants excerceraient-ils une action salutaire sur les lésions articulaires elles-mêmes.

CONCLUSIONS.

1° La plupart des maladies des articulations retentissent énergiquement sur la nutrition du système musculaire.

2° Dès les premiers jours, dans la plupart des variétés d'arthrites, on voit survenir une atrophie considérable et une paralysie plus ou moins accentuée de certains muscles plus spécialement destinés à la jointure affectée.

3° Cette atrophie ne saurait être rattachée ni à l'inertie fonctionnelle, ni à l'inflammation des muscles, des nerfs ou de la moelle. Très vraisemblablement, elle se produit par le même mécanisme que les phénomènes dits réflexes.

4° Elle est très-importante au point de vue des troubles fonctionnels, elle s'accroît, le plus habituellement, tant que dure la maladie articulaire ; et si, parfois, elle peut n'avoir qu'une durée passagère, dans l'immense majorité des cas, elle persiste après la guérison de l'arthrite, se substitue à elle et constitue, dès lors, le seul obstacle au rétablissement des mouvements.

5° Sa durée est, en général, fort longue et elle n'a que peu de tendance à la guérison spontanée. Quelquefois les muscles, sous l'influence de l'exercice seul, peuvent reprendre leur force et leur volume, mais cette heureuse terminaison est rare, toujours tardive et, le plus souvent, incomplète.

6° Ces lésions atrophiques guérissent facilement et rapidement par l'emploi des courants continus faibles et permanents tels que les a fait connaître M. le professeur Le Fort, et, mieux encore, par l'usage combiné de ces derniers et de la faradisation.

TABLE DES MATIÈRES

A. PARENT, imprimeur de la Faculté de Médecine, rue Mr-le-Prince, 31.

BONNET (Am.). — **Traité de thérapeutique des maladies articulaires**, 1853, in-8, avec 97 figures. 9 fr.

— **Nouvelles méthodes du traitement des maladies articulaires.** *Seconde édition*, accompagnée d'observations sur la rupture de l'ankylose, par MM. Barrier, Berne, Philipeaux, et Bonnes. 1860, in-8, avec 17 figures. 4 fr. 50

BOUILLY (G.). — **Des lésions traumatiques portant sur des tissus malades**, 1877, gr. in-8, 153 pages. 3 fr.

DUCHENNE (G-B.) (de Boulogne). — **De l'électrisation localisée** et de son application à la pathologie et à la thérapeutique par courants induits et par courants galvaniques interrompus et continus. *Troisième édition*, 1872, in-8 de XII-1120 p., avec 255 fig. et 3 pl. noires et coloriées. 18 fr.

GOSSELIN (L.). — **Clinique chirurgicale de l'hôpital de la charité.** 2e édition. 1876, 2 vol. in-8, avec figures. 24 fr.

GUYON. — **Éléments de chirurgie clinique**, comprenant le diagnostic chirurgical, les opérations en général, l'hygiène, le traitement des blessés et des opérés, 1873, in-8 de XXXVIII-672 pages avec 63 figures. 12 fr.

LETIÉVANT. — **Traité des sections nerveuses**, physiologie, pathologie, indications, procédés opératoires, par E. Letiévant, chirurgien en chef de l'Hôtel-Dieu de Lyon. 1873, 1 vol. in-8 de XXVIII-548 pages avec 20 fig. 8 fr.

MARCHAND (A. H.). — **Étude sur l'extirpation de l'extrémité inférieure du rectum**, 1873, in-8 de 124 pages. 2 fr. 50

MAUNOURY (G.). — **Étude clinique sur la fièvre primitive des blessés**, 1877, gr. in-8, 101 pages, avec 24 tracés thermométriques. 3 fr.

POINCARÉ. — **Le système nerveux au point de vue normal et pathologique**, leçons de physiologie professées à Nancy, par le docteur Poincaré, professeur adjoint à la Faculté de médecine de Nancy, 3 vol. in 8 de 400 pages chacun avec fig. 18 fr.

Séparément le tome III. — **Le système nerveux périphérique** au point de vue normal et pathologique, 1876, 1 vol. in-8, 604 pages avec figures. 8 fr.

PUEL (G.). — **Essai sur les pseudarthroses** consécutives aux fractures des membres et sur les moyens d'y remédier, avec un tableau statistique de E. Gurlt. 1867, gr. in-8, 135 p., avec 1 pl. 3 fr.

ROCHARD. — **Histoire de la chirurgie française au XIXe siècle**, étude historique et critique sur les progrès faits en chirurgie et dans les sciences qui s'y rapportent, depuis la suppression de l'Académie royale de chirurgie jusqu'à l'époque actuelle, 1875, 1 vol. in-8 de XVI-800 pages. 14 fr.

VALETTE. — **Clinique chirurgicale** de l'Hôtel-Dieu de Lyon, 1875 1 vol. in-8 de 720 p., avec fig. 12 fr.

VIARD (H.). — **Étude sur les résultats définitifs des amputations.** 1877, gr. in-8. 116 pages, avec 2 planches. 3 fr.

Paris. — A. Parent, imprimeur de la Faculté de Médecine, rue M.-le-Prince, 29-31